W0261344

Medizinische Informatik und Statistik

Band 1: Medizinische Informatik 1975. Frühjahrstagung des Fachbereiches Informatik der GMDS. Herausgegeben von P. L. Reichertz. VII, 277 Seiten. 1976.

Band 2: Alternativen medizinischer Datenverarbeitung. Fachtagung München-Großhadern 1976. Herausgegeben von H. K. Selbmann, K. Überla und R. Greiller. VI, 175 Seiten. 1976.

Band 3: Informatics and Medecine. An Advanced Course. Edited by P. L. Reichertz and G. Goos. VIII, 712 pages. 1977.

Band 4: Klartextverarbeitung. Frühjahrstagung, Gießen, 1977. Herausgegeben von F. Wingert. V, 161 Seiten. 1978.

Band 5: N. Wermuth, Zusammenhangsanalysen Medizinischer Daten. XII, 115 Seiten. 1978.

Band 6: U. Ranft, Zur Mechanik und Regelung des Herzkreislaufsystems. Ein digitales Simulationsmodell. XV, 192 Seiten. 1978.

Band 7: Langzeitstudien über Nebenwirkungen Kontrazeption – Stand und Planung. Symposium der Studiengruppe „Nebenwirkungen oraler Kontrazeptiva – Entwicklungsphase", München 1977. Herausgegeben von U. Kellhammer. VI, 254 Seiten. 1978.

Band 8: Simulationsmethoden in der Medizin und Biologie. Workshop, Hannover, 1977. Herausgegeben von B. Schneider und U. Ranft. XI, 496 Seiten. 1978.

Band 9: 15 Jahre Medizinische Statistik und Dokumentation. Herausgegeben von H.-J. Lange, J. Michaelis und K. Überla. VI, 205 Seiten. 1978.

Band 10: Perspektiven der Gesundheitssystemforschung. Frühjahrstagung, Wuppertal, 1978. Herausgegeben von W. van Eimeren. V, 171 Seiten. 1978.

Band 11: U. Feldmann, Wachstumskinetik. Mathematische Modelle und Methoden zur Analyse altersabhängiger populationskinetischer Prozesse. VIII, 137 Seiten. 1979.

Band 12: Juristische Probleme der Datenverarbeitung in der Medizin. GMDS/GRVI Datenschutz-Workshop 1979. Herausgegeben von W. Kilian und A. J. Porth. VIII, 167 Seiten. 1979.

Band 13: S. Biefang, W. Köpcke und M. A. Schreiber, Manual für die Planung und Durchführung von Therapiestudien. IV, 92 Seiten. 1979.

Band 14: Datenpräsentation. Frühjahrstagung, Heidelberg 1979. Herausgegeben von J. R. Möhr und C. O. Köhler. XVI, 318 Seiten. 1979.

Band 15: Probleme einer systematischen Früherkennung. 6. Frühjahrstagung, Heidelberg 1979. Herausgegeben von W. van Eimeren und A. Neiß. VI, 176 Seiten, 1979.

Band 16: Informationsverarbeitung in der Medizin -Wege und Irrwege-. Herausgegeben von C. Th. Ehlers und R. Klar. XI, 796 Seiten. 1979.

Band 17: Biometrie – heute und morgen. Interregionales Biometrisches Kolloquium 1980. Herausgegeben von W. Köpcke und K. Überla. X, 369 Seiten. 1980.

Band 18: R.-J. Fischer, Automatische Schreibfehlerkorrektur in Texten. Anwendung auf ein medizinisches Lexikon. X, 89 Seiten. 1980.

Band 19: H. J. Rath, Peristaltische Strömungen. VIII, 119 Seiten. 1980.

Band 20: Robuste Verfahren. 25. Biometrisches Kolloquium der Deutschen Region der Internationalen Biometrischen Gesellschaft, Bad Nauheim, März 1979. Herausgegeben von H. Nowak und R. Zentgraf. V, 121 Seiten. 1980.

Band 21: Betriebsärztliche Informationssysteme. Frühjahrstagung, München, 1980. Herausgegeben von J. R. Möhr und C. O. Köhler. (vergriffen)

Band 22: Modelle in der Medizin. Theorie und Praxis. Herausgegeben von H. J. Jesdinsky und V. Weidtman. XIX, 786 Seiten. 1980.

Band 23: Th. Kriedel, Effizienzanalysen von Gesundheitsprojekten. Diskussion und Anwendung auf Epilepsieambulanzen. XI, 287 Seiten. 1980.

Band 24: G. K. Wolf, Klinische Forschung mittels verteilungsunabhängiger Methoden. X, 141 Seiten. 1980.

Band 25: Ausbildung in Medizinischer Dokumentation, Statistik und Datenverarbeitung. Herausgegeben von W. Gaus. X, 122 Seiten. 1981.

Band 26: Explorative Datenanalyse. Frühjahrstagung, München, 1980. Herausgegeben von N. Victor, W. Lehmacher und W. van Eimeren. V, 211 Seiten. 1980.

Band 27: Systeme und Signalverarbeitung in der Nuklearmedizin. Frühjahrstagung, München, März 1980. Proceedings. Herausgegeben von S. J. Pöppl und D. P. Pretschner. IX, 317 Seiten. 1981.

Band 28: Nachsorge und Krankheitsverlaufsanalyse. 25. Jahrestagung der GMDS, Erlangen, September 1980. Herausgegeben von L. Horbach und C. Duhme. XII, 697 Seiten. 1981.

Band 29: Datenquellen für Sozialmedizin und Epidemiologie. Herausgegeben von R. Brennecke, E. Greiser, H. A. Paul und E. Schach. VIII, 277 Seiten. 1981.

Band 30: D. Möller, Ein geschlossenes nichtlineares Modell zur Simulation des Kurzzeitverhaltens des Kreislaufsystems und seine Anwendung zur Identifikation. XV, 225 Seiten. 1981.

Band 31: Qualitätssicherung in der Medizin. Probleme und Lösungsansätze. GMDS-Frühjahrstagung, Tübingen, 1981. Herausgegeben von H. K. Selbmann, F. W. Schwartz und W. van Eimeren. VII, 199 Seiten. 1981.

Band 32: Otto Richter, Mathematische Modelle für die klinische Forschung: enzymatische und pharmakokinetische Prozesse. IX, 196 Seiten, 1981.

Band 33: Therapiestudien. 26. Jahrestagung der GMDS, Gießen, September 1981. Herausgegeben von N. Victor, J. Dudeck und E. P. Broszio. VII, 600 Seiten. 1981.

Medizinische Informatik und Statistik

Herausgeber: S. Koller, P. L. Reichertz und K. Überla

42

Klaus Boehnke

Der Einfluß verschiedener Stichprobencharakteristika auf die Effizienz der parametrischen und nichtparametrischen Varianzanalyse

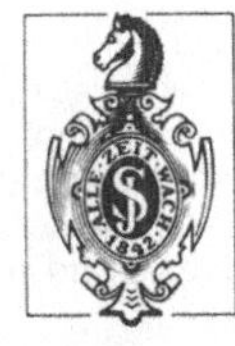

Springer-Verlag
Berlin Heidelberg New York Tokyo 1983

Reihenherausgeber

S. Koller P. L. Reichertz K. Überla

Mitherausgeber

J. Anderson G. Goos F. Gremy H.-J. Jesdinsky H.-J. Lange
B. Schneider G. Segmüller G. Wagner

Autor

Klaus Boehnke
Technische Universität Berlin, Institut für Psychologie
Dovestraße 1–5, 1000 Berlin 10

ISBN-13:978-3-540-12674-4   e-ISBN-13:978-3-642-48336-3
DOI:10.1007/978-3-642-48336-3

CIP-Kurztitelaufnahme der Deutschen Bibliothek:
Boehnke, Klaus:
Der Einfluß verschiedener Stichprobencharakteristika auf die Effizienz der parametrischen und nicht-
parametrischen Varianzanalyse / Klaus Boehnke. – Berlin; Heidelberg; New York; Tokyo: Springer, 1983.
(Medizinische Informatik und Statistik; 42)

NE: GT

This work is subject to copyright. All rights are reserved, whether the whole or part of the material
is concerned, specifically those of translation, reprinting, re-use of illustrations, broadcasting,
reproduction by photocopying machine or similar means, and storage in data banks. Further, storage
or utilization of the described programms on data processing installations is forbidden without the
written permission of the author. Under § 54 of the German Copyright Law where copies are made
for other than private use, a fee is payable to "Verwertungsgesellschaft Wort", Munich.

© by Springer-Verlag Berlin Heidelberg 1983

2145/3140 – 5 4 3 2 1 0

Statt Widmung und Danksagung:

THE PURPOSE OF STATISTICS IS NOT

TO PROVE BUT TO IMPROVE –

THE PURPOSE OF STATISTICS IS NOT

TO RESOLVE BUT TO REVOLVE

Inhaltsverzeichnis

0. Vorbemerkung

Der Vergleich non-parametrischer und parametrischer statistischer
Verfahren nimmt in der einschlägigen Literatur eine eigentümliche
Position ein. Wohl kaum ein Kapitel der Statistik ist bis vor kurzem
so stark von wenig fundierten Meinungsäußerungen geprägt gewesen,
wie dieses, abgesehen vielleicht von Auseinandersetzungen um das
Bayes-Theorem. Dies zeigt sich in Äußerungen McNemars (1948), non-
-parametrische Verfahren seien Verfahren, bei denen Dollars weggewor-
fen würden, um Pennies zu sparen, wie auch in Äußerungen Bradleys
(1968), zentrales Grenzwerttheorem, Normalverteilungs- und Robust-
heitsannahme seien in ihrer Bedeutung für psychologische Fragestellungen ein reiner Mythos.
Die Diskussion um non-parametrische und parametrische Verfahren wird
seit je her zweigleisig oder besser, aneinander vorbei geführt:
Befürworter non-parametrischer Verfahren argumentieren eher anwen-
dungsorientiert und mit meßtheoretischen Argumenten, Befürworter parametrischer Verfahren eher grundlagenorientiert und mit wahrschein-
lichkeitstheoretischen Argumenten. Die Diskussion um diese beiden
Bereiche soll in dieser Arbeit vereinheitlicht werden.
Auffassungen, die entweder davon ausgehen, daß
a) non-parametrische Verfahren für die Sozialwissenschaften die ein-
   zig möglichen seien, weil das für parametrische Verfahren notwen-
   dige Intervallskalenniveau in diesen Wissenschaften sowieso nie
   erreicht sei,
oder daß
b) parametrische Verfahren non-parametrischen grundsätzlich vorzuzie-
   hen seien, weil sie nachgewiesenermaßen die stärkeren - besseren -
   seien,
sollen ersetzt werden durch ein Konzept, das eine Entscheidung zwischen gleichberechtigten Verfahren in jedem Einzelfall ermöglicht.
Umfangreichster Teil der Arbeit ist ein Gütevergleich eines parametrischen Verfahrens (F-Test) mit einem non-parametrischen (H-Test)
unter verschiedenen Bedingungen auf der Basis einer Monte-Carlo-
Studie. Zuvor werden ausführlich die zentralen Begriffe, die in der
Diskussion um parametrische/non-parametrische Verfahren eine Rolle
spielen - Skalenniveau und Effizienz - erörtert, wobei der wissenschaftsgeschichtliche und -theoretische Hintergrund der Verfahren von
großer Bedeutung ist.

In der statistischen Nomenklatur lehnt sich die Arbeit eng an Bortz Lehrbuch der Statistik (1977[1], 1979[1a]) an, in der Gesamttendenz am ehesten an Bradley Distribution-free Statistical Tests (1968) und Probability Decision, Statistics (1976). In den theoretischen Teilen wird eine Anlehnung an die 'Kritische Psychologie' gesucht. Dies erweist sich jedoch über weite Strecken als ausgesprochen schwierig, weil die 'Kritische Psychologie' in der Auseinandersetzung mit Problemen statistischer Methodik noch nicht sehr weit gediehen ist. Anregungen konnten am ehesten Holzkamp Kritische Psychologie Vorbereitende Arbeiten (1972) und Leiser Widerspiegelungscharakter von Logik und Mathematik (1978a) und Einführung in die statistischen Methoden der Erkenntnisgewinnung (1978b) entnommen werden. Oft bleibt jedoch nur die Darstellung einiger weniger wissenschafts- und erkenntnistheoretischer Grundlagen der 'Kritischen Psychologie', so daß es vermessen wäre, die Arbeit insgesamt in diese Tradition stellen zu wollen.

Im Zusammenhang Kritische Psychologie - Statistik stellt sich automatisch die Frage nach der "äußeren Relevanz (Holzkamp 1972)" methodisch-statistischer Forschung für die Psychologie. Holzkamp äußert hierzu:

> "Der generelle Trend der modernen psychologischen Forschung liegt ... in der Bemühung um den Ausbau und die Verfeinerung der Design- und Meßtechniken und der Inferenz-Statistik unter weitgehender Vernachlässigung der übrigen Kriterien für den Wert wissenschaftlicher Forschung, besonders des Kriteriums der äußeren Relevanz (1972:12/13)."

> "Gemäß dem ... Primat der experimentellen Design- und Meßmethodik sowie der Prüfstatistik in der gegenwärtigen psychologischen Forschung besteht heute die Tendenz, die experimentelle Realität so zu konstruieren, daß die eingeführten Ausgangsbedingungen als unabhängige Variable zu möglichst präziser Determination der Effekte als abhängige Variable führen (1972:2o)."

Statistische Forschung, die sich den letztgenannten Anliegen unterordnet, wäre auch u.E. wenig relevant. Diese Arbeit stellt sich hingegen eine andere Aufgabe:

Am Beispiel zweier statistischer Verfahren für Mehrstichproben-Mittelwertsvergleiche – F-Test (= parametrische Varianzanalyse) und Kruskal-Wallis-H-Test – soll dargelegt werden, nach welchen Kriterien im konkreten Fall eine Entscheidung für eins der beiden Auswertungsverfahren getroffen werden kann. Dem Praktiker soll ein Kriterienkatalog an die Hand gegeben werden, mit dem er sich in jedem Einzelfall vorgefundener konkreter Realität[1] für das angemessene statistische Prüfverfahren

---

1 im Gegensatz zu der bei Holzkamp (1972) kritisierten "konstruierten experimentellen Realität".

entscheiden kann. Ziel ist eine "gegenstandsadäquate (Leiser 1978a:
189)" Methodik.

Um besser zu verdeutlichen, daß es um die Frage der angemessenen statistischen Methode zur Bearbeitung von Problemen konkret vorgefundener Realität und nicht um die Frage angemessener Verfahren für bestimmte Hypothesen geht, die sich tatsächlich oftmals nur speziell
auf konstruierte experimentelle Realität beziehen, wollen wir uns
- etwas ausführlicher als vielleicht im Rahmen einer solchen Arbeit
zu erwarten wäre - mit der Frage nach dem Zeitpunkt des Einsatzes
statistischer Prüfverfahren im Forschungsgang empirischer Sozialwissenschaften befassen.

Im übrigen mag als Abschluß der Vorbemerkung ein Satz von Leiser gelten:

> "Eine ... kritische Aufarbeitung konkreter Ansätze zur Formali
> sierung, Quantifizierung, Mathematisierung sozialwissenschaft
> licher Prozesse trägt jedenfalls mehr zur Klärung der Tragfä
> higkeit des logisch-mathematischen Paradigmas und der Reichweite
> logisch-mathematischer Kategorien in den Sozialwissenschaften
> bei als das pauschale Reden von der Nicht-Formalisierbarkeit
> sozialwissenschaftlicher Prozesse (1978a:188)."

1.   Die Bedeutung des Messens in der Psychologie

Eine Arbeit, die sich mit der Problematik der Anwendung statistischer
Auswertungsverfahren im Bereich der Psychologie befaßt, muß sich - besonders angesichts heftiger Kontroversen um die Methodologie dieser
Wissenschaft (Holzkamp/Braun 1977)(Wellek 1959, 1964) - zunächst mit
einigen Grundproblemen des Messens in der Psychologie beschäftigen.

Ohne den Anspruch, die aufgeworfenen Fragen letztlich ausdiskutie-
ren zu können, soll erörtert werden,

a) ob psychische Eigenschaften meßbar sind,

b) welches (implizite) Menschenbild hinter einer Annahme der Meßbarkeit psychischer Eigenschaften steht,

c) welche Probleme das Messen in der Psychologie aufwirft, sofern man
eine Meßbarkeit psychischer Eigenschaften annimmt,

d) wie eine vorläufige Definition des Messens für die Psychologie aussehen könnte.

Die Auseinandersetzung mit der Problematik des Messens in der Psychologie soll anhand einer kritischen Widergabe der Stellungnahmen von
Gutjahr (1972) Die Messung psychischer Eigenschaften, Sixtl (1967)
Meßmethoden der Psychologie und Orth (1974) Einführung in die Theorie
des Messens erfolgen.

Diesen werden Auszüge aus der Encyclopaedia Britannica (1974) Stichwort 'measurement' und aus der Большая Советская Энциклопедия(1972)
(БСЭ) Stichwort 'Измерение'[1] gegenübergestellt.

Am Anfang jeder Auseinandersetzung über das Messen in der Psychologie
steht die Frage: "Ist der Mensch überhaupt meßbar?" Diese Frage erin-
nert an eine Erörterung des Begriffs 'Messen' vom Beginn des vorigen
Jahrhunderts:

> "Messen ist eigentlich ein Zählen oder ein Zurückführen der ste-
> tigen Größe auf die unstetige, die Zahl; wie wenn man sagt, es
> sei etwas 4 Fuß lang oder hoch. Gemessen kann alles werden, was
> in Raum und Zeit ist, ja Raum und Zeit selbst, wiefern sich an
> ihnen Theile unterscheiden und als solche zählen lassen. Ermess-
> lich ist also jede endliche, unermesslich jede unendliche Größe;
> wiewohl im gemeinen Leben oft auch bedeutende endliche Größen,
> wie ein hoher Berg, so genannt werden. Da wir uns nun Raum und
> Zeit im ganzen unendlich vorstellen, sind sie auch im ganzen
> unermesslich... Auch Gott heißt unermesslich, weil seine (inten-
> siv unendliche) Vollkommenheit von uns gar nicht begriffen und
> geschätzt werden kann (Krug 1832-1838:865)."

Die Frage "Ist der Mensch meßbar?" wäre also zu entscheiden nach dem

---

1 Große Sowjetische Enzyklopädie (BSE), Stichwort 'Messung'

Kriterium 'endlich - unendlich'. Entscheidungen über diese Dichotomie
sind jedoch nicht ohne weiteres logisch-wissenschaftlich begründbar,
sondern hängen auch von dem Menschenbild ab, mit dem man an die Frage
herangeht.

Obwohl der Mensch in dem oben zitierten Lexikonauszug von Krug nicht
erwähnt ist, müßte bei einer stark religiös oder christlich geprägten
Einstellung - unter Einbeziehung der Ewigkeitsvorstellungen des Chri-
stentums - vom Menschen als einer unendlichen Größe ausgegangen werden. Eine stärker naturwissenschaftlich-materialistisch geprägte Einstellung hingegen müßte vom Menschen als einer endlichen Größe ausgehen, deren Existenz von Zeugung und Tod begrenzt wird. Dennoch beantwortet auch die Kenntnis bzw. Überzeugung von der objektiven End-
lichkeit menschlicher Existenz nicht die Frage nach der Meßbarkeit
des Menschen; die Fragestellung verlagert sich nur auf eine andere
Ebene.

Da sich die Psychologie nur mit dem Menschen während seiner physi-
schen Existenz beschäftigt[1], stellt sich die Frage insofern neu, als
der Mensch unter dieser Einschränkung wiederum als endliche und als
unendliche Größe verstanden werden kann. Das Problem, das dieser Fragestellung zugrundeliegt wird in der <u>Encyclopaedia Britannica</u> (1974)
mit Blickrichtung auf die Physik aufgeworfen, hat jedoch besonders
für die Psychologie große Bedeutung.

> "The information sought by the measurement process is always a
> comparison of the measurand with a reference quantity of the
> same kind... Because energy is required by the comparison pro-
> cess, there is always interaction between the observed measur-
> and and the observing instrument. The value of the measurand
> observed is, therefore, not the same as of the undisturbed
> measurand. If the disturbance is large enough to be signifi-
> cant, the exact value of the measurand must be inferred from
> knowledge of the disturbing process. The time required for
> accumulation and transfer of energy limits the capability to
> measure rapidly changing and dynamic phenomena (1974/11:728)."

Es ist also die Frage zu stellen, ob der Mensch nicht zu den "rapidly
changing and dynamic phenomena" gehört, bei denen die Möglichkeit der
Messung begrenzt ist, ob er nicht, um in der Sprache von Krug (1832-
1838) zu bleiben, durch seine überaus schnelle Wandelbarkeit und Dynamik zu einer unendlichen und damit unermeßlichen Größe wird, wie
es auch "Raum und Zeit im ganzen" sind.

Offenbar ist die Frage "Ist der Mensch überhaupt meßbar?" auf der
Grundlage der bisher geführten Diskussion nicht zu beantworten. Fest-

---

1 Ausnahme: Parapsychologie

zuhalten ist jedoch, daß einer bejahenden Antworttendenz eher ein
(natur-)wissenschaftlich-materialistisches Menschenbild zugrundeliegt,
während bei einer verneinenden Antworttendenz eher auf ein geisteswissenschaftlich-idealistisches Menschenbild zu schließen ist.

Hierzu ein kurzer Exkurs, der sich teilweise an Schmidt (1977) an-
lehnt. Eine Ausprägung eines (natur-)wissenschaftlich-materialisti-
schen Menschenbildes, das marxistische, läßt sich etwa mit den Worten Kurellas zusammenfassen:

> "In der Arbeit haben wir jene Erscheinung und in der Fähigkeit
> zur produktiven Umwandlung von Naturgegebenheiten jene Eigen-
> schaft des Menschen vor uns, die den entscheidenden Anstoß
> zur Entstehung dieses neuen, aus der Tierwelt herausstreben-
> den Lebewesens gegeben haben und die in ständiger Wechsel-
> wirkung mit den im Verlauf der Entwicklung weiterhin hervor-
> gerufenen neuen Erscheinungen, neuen Eigenschaften und Fähigkeiten
> die weitere Präzisierung und Entfaltung eines besonderen 'mensch-
> lichen' Wesens hervorgerufen haben und immer weiter hervor-
> rufen (1958: 9o/91)."

Ein Menschenbild, das davon ausgeht, daß der Mensch ein Produkt der
Wechselwirkung der individuellen und gesellschaftlichen Arbeit mit
den biologischen Naturgegebenheiten ist, ist fast zwangsläufig darauf angewiesen, die "neuen Eigenschaften und Fähigkeiten" quantitativ zu erfassen, um das "besondere 'menschliche' Wesen" erkennen zu
können.

Ein geisteswissenschaftlich-idealistisches Menschenbild, wie es etwa von Max Scheler (1928) vertreten wird, braucht dagegen quantitative Methoden nicht. Scheler geht z.B. davon aus, daß der Mensch
ein Wesen mit "Geist" sei; der Geist sei an eine Person gebunden
und äußere sich in "existentieller Entbundenheit, Freiheit, Ablös-
barkeit vom Banne, vom Drucke, von der Abhängigkeit vom Organischen
(1928:46/47)". Besondere Eigenart des Geistes sei es, in "Akten der
Ideierung" faßbar zu werden, d.h. in der Fähigkeit, "unabhängig von
der Zahl der Beobachtungen, die wir machen und von induktiven
Schlußfolgerungen, die essentiellen Aufbauformen der Welt an je einem Beispiel der betreffenden Wesensregion miterfassen (1928:61)"
zu können. Ein Bild vom Menschen, wie Scheler es hat, impliziert
somit die Überflüssigkeit quantitativer Methoden, da diese durch
"Akte der Ideierung" ersetzt werden können.

Sixtl (1967) setzt sich mit der Frage der Meßbarkeit des Menschen auf
der bei Kurella (1958) angesprochenen Ebene der Eigenschaften ausein-
ander:

> "Ehe wir fortfahren, ist kurz auf die oft gestellte Frage einzu-
> gehen, ob denn 'der Mensch überhaupt meßbar sei'. Die Antwort
> ist ein klares Nein. - Nicht meßbar ist allerdings auch ein Haus,

> ein Buch, ein Gestirn, überhaupt: ein Objekt. Meßbar sind näm-
> lich nur die Eigenschaften von Objekten, nicht diese selbst.
> Wir wollen in Hinkunft unter Merkmal oder Variable oder Verän-
> derliche eine meßbare Eigenschaft verstehen und dementsprechend
> die Frage richtig so stellen:'Sind die Eigenschaften des mensch-
> lichen Verhaltens quantitativ faßbar?' (1967:19)"

Diese Anmerkung macht deutlich, daß eine Entscheidung, ob der Mensch
letztendlich meßbar sei, für die Entscheidung, ob Messen in der Psychologie möglich und zweckmäßig ist, unerheblich bleibt. Um noch einmal mit den Worten Krugs zu sprechen, es bleibt unerheblich, ob der
Mensch wie Raum und Zeit im ganzen unendlich und damit unermeßlich
(nicht meßbar) ist, solange an ihm Teile unterscheidbar und als solche zählbar sind. Es geht also nur um die Frage, ob Teile, einzelne
Eigenschaften des Menschen quantitativ faßbar sind.

Unter Berücksichtigung dieser Klarstellung sollen nun zunächst Gutjahrs (1972) Argumente für Messen in der Psychologie diskutiert werden.
Ansatzpunkt Gutjahrs für Messen in der Psychologie ist die Notwendigkeit, umfassende und gesicherte Theorien zu entwickeln. Als Grundlage
von gesicherten Theorien sieht er eine systematische Empirie, die wiederum auf die Verwendung metrischer Skalen hindrängt. Die Verwendung
metrischer Skalen signalisiert für ihn den hohen Entwicklungsstand
einer Wissenschaft. Hierin weiß er sich mit anderen historisch-mate-
rialistischen Wissenschaftlern einig:

> Для точных наук характерна органическая связь наблю-
> дений и эксперимента с определением численных значе-
> ний характеристик исследчемых объектов и процессов.
> Д. И. Менделеев не раз подчёркивал, что наука начина-
> ется с тех пор, как начинают измерять...
> ...современная хозяйство-экономическая и общественная
> жизнь немыслима без измерение...
> Измерение следует отличать от других приёмов коли-
> чественной характеристики величин, применяемых в тех
> случаях, когда нет однозначного соответствия между
> величиной и её количественным выражением в определён-
> ных единицах. Так, визуальное определение скорости
> ветра по Бофорта шкале или твёрдости минералов по
> Мооса шкале следует считать не измерение, а оценкой.
> (Большая Советская Энциклопедия 1972/10:77)[1]

---

1 Eine organische Beziehung zwischen Beobachtung und Experiment, die
  die Festlegung numerischer Werte für die Eigenschaften der untersuchten Objekte und Prozesse beinhaltet, ist charakteristisch für
  die exakten Wissenschaften. D.I. Mendeleev betonte wiederholt, daß
  Wissenschaft mit dem Messen beginnt...
  Moderne ökonomische und gesellschaftliche Prozesse wären unbegreif-
  lich ohne Messungen...
  ((Fortsetzung siehe nächste Seite))

In seiner Argumentation für die Notwendigkeit möglichst exakter Messungen in der Psychologie sammelt Gutjahr Gesichtspunkte, die seine Auffassung, daß "eine Wissenschaft ihren Aufgaben besser mit den Mitteln der Messung als ohne diese gerecht werden kann (1972:31)" stützen: "a) Messungen erlauben exakte, flexible, feine Beschreibungen
von Phänomenen. Sie liefern tragfähige Daten, präzise Informationen.

 b) Durch Messungen werden wir zur Bestimmtheit und Exaktheit
 in unseren Verfahrensweisen und in unserem Denken gezwungen.

 c) Meßdaten erlauben die Zusammenfassung unserer Ergebnisse in
 sinnvoller und angemessener Form. Die relativen Positionen
 einzelner Daten zu einer entsprechenden Menge von Daten lassen sich angeben.

 d) Durch Messung wird eine umfassende Anwendung der Begriffe
 und Modelle der Mathematik möglich. Die Zahlen, die die Eigenschaften der Objekte darstellen,stehen stellvertretend
 und lassen sich manipulieren. Wir werden vom Vorhandensein
 der Objekte 'hier und jetzt' unabhängig.

 e) Messungen erlauben die Ableitung allgemeiner Schlußfolgerungen, die Formulierung exakter funktionaler Beziehungen und
 allgemeiner Gesetzmäßigkeiten.

 f) Sie ermöglichen die exakte Analyse von Zusammenhängen zwischen Variablen, insbesondere von kausalen und konditionalen Faktoren und den Effekten bei komplexen und unübersichtlichen Phänomenen. Sie ermöglichen damit die Analyse statischer und dynamischer Strukturen.

 g) Bei Messungen lassen sich präzise Kriterien für Objektivität,
 Zuverlässigkeit (Reliabilität) und Gültigkeit (Validität)
 der Daten angeben.

 h) Messungen liefern Kriterien für optimale Entscheidungen.
 Messungen machen präzise Voraussagen möglich, deren Treffsicherheit überprüfbar ist (1972:31)."

Dieser recht ausführlichen Argumentesammlung für das Messen stellt Gutjahr pauschal zwei Argumente gegen das Messen in der Psychologie gegenüber:

"a) Psychische Sachverhalte sind qualitativ andersartig als physikalische Sachverhalte, daher mit ihnen nicht vergleichbar,
denn das Verhalten verschiedener Menschen ... /ist/ wegen
ihrer 'Willensfreiheit' unbestimmt und nicht voraussagbar.

 b) Psychische Sachverhalte ... /sind/ zu komplex und vielfältig,
 jeder psychische Vorgang und jede Persönlichkeit ... /ist/
 einmalig (Gutjahr 1972:33/34)."

Bei Sixtl (1967) findet man ähnliche Überlegungen nach drei Gesichts-

---

((Fortsetzung von der vorigen Seite))

Messen sollte unterschieden werden von anderen Methoden der quantitativen Beschreibung von Mengen, die benutzt werden, sofern eine unzweideutige Übereinstimmung zwischen der zu beschreibenden Menge und dem sie beschreibenden quantitativen Ausdruck nicht besteht. So sollte die Bestimmung der Windgeschwindigkeit nach der Beaufort-Skala oder der Härte von Mineralien nach der Skala von Mohs eher als als Schätzung denn als Messung bezeichnet werden.
Eigenübersetzung nach Große Sowjetische Enzyklopädie(1972/1o:77, Artikelautor Sirochov)

punkten unterteilt:

> 1) Messen ... /ist/ in den Sozialwissenschaften unmöglich, weil
>   das, was der Physiker ... /tut/, sich nicht übertragen ...
>   /läßt/. Die Intensität eines Gefühls bietet der Messung kei-
>   nen vergleichbaren Zugang wie etwa die Intensität des elek-
>   trischen Stroms.
> 2) Das 'Seelische' ... /ist/ qualitativ, meßbar ... /ist/ aber
>   nur, was 'quantitativen Charakter' hat.
> 3) Die Psychologie ... /kann/ zwar Zahlen zuordnen, aber sie ...
>   /ist/ nicht in der Lage, ihre Variablen zu identifizieren.
>   Dazu ... /sind/ diese zu komplex (1967:2o)."

Sowohl Gutjahrs als auch Sixtls Argumente gegen das Messen in der Psychologie bleiben jedoch - weil beide der 'Pro-Messen-Fraktion' ange-
hören - sehr pauschal und sind so wenig geeignet für eine Beantwortung der Frage 'Messen psychischer Eigenschaften - ja oder nein'.
Deshalb soll hier versucht werden, den Argumenten für das Messen, wie
sie Gutjahr zusammengestellt hat, Argumente gegen das Messen in der
Psychologie gegenüberzustellen:

a) Messungen sind detailistisch, sie können Informationen aus dem Gesamt-
    rahmen der Persönlichkeit herausreißen.

b) Die Anwendung der Messung als wissenschaftliche Methode kann dazu
   führen, daß Meßkategorien das wissenschaftliche Vorgehen bzw. das
   Denken bestimmen und nicht mehr die Objekte, deren Eigenschaften
   gemessen werden.

c) Das Vorliegen einer Vielzahl von Meßdaten könnte dazu verleiten,
   anzunehmen, ein psychologisches Phänomen sei umso besser erklär-
   bar, je mehr Meßdaten vorliegen. Diese Annahme würde jedoch sämtliche Theorien ausschließen, die davon ausgehen, daß das Ganze
   mehr als die Summe der Einzelteile ist. Auch dialektische Ansätze,
   wie der von Engels in _Dialektik der Natur_ (MEW 2o, 1972)[1] darge-
   legte, gehen nicht von einer einfachen Proportionalität zwischen
   der Zahl von Messungen und der Erklärbarkeit von Phänomenen aus.

d) Die Manipulierbarkeit der Meßdaten unabhängig von den Objekten,
   deren Eigenschaften sie darstellen, kann dazu verleiten, mathematische Modelle schon dann als für die Psychologie gültig anzunehmen, wenn sie formal schlüssig sind (Beispiel: Faktorenmodell der
   Persönlichkeit).

e) Messungen bergen die Gefahr, aus der Möglichkeit der Datenerhebung
   in Einzelbereichen bereits die Möglichkeit der Formulierung allgemeiner Gesetzmäßigkeiten herzuleiten.

---

1 MEW = Marx/Engels - Werke

f) Die Widergabe psychischer Eigenschaften durch Messungen beinhaltet
   oftmals die Reduktion dynamischer Phänomene auf statische Maßzahlen.
   Das Prozeßhafte psychischer Vorgänge geht, wenn diese allein auf
   der Basis von Messungen betrachtet werden, zwangsläufig verloren.

g) Meßdaten als Ersatz für psychische Eigenschaften können die Diskussion zur Relevanz psychologischer Forschung eher behindern als för-
   dern.

h) Messungen verleiten zu vorschnellen, scheinbar objektiven Entscheidungen.

Eine umfassende Diskussion der einzelnen Argumente kann an dieser
Stelle nicht geführt werden, da dies den Rahmen der Arbeit sprengen
würde. Alle in dem obigen Katalog enthaltenen Einwände gegen Messungen
in der Psychologie sind, genau genommen, keine Einwände gegen das Messen an sich, sondern Einwände gegen Schlüsse, die aus Messungen gezogen werden. Diese Erkenntnis ist auch Grundlage dieser Arbeit: Quali-
tative und quantitative Analyse sind keine sich ausschließenden Methoden, sondern gehören prinzipiell zusammen.
Ähnlich sieht es auch Gutjahr (1972). Er definiert Qualität als "Gesamtheit derjenigen Eigenschaften, Relationen, strukturellen Ordnungen
usw., die das Wesen, die Eigenständigkeit eines Dings, eines Prozesses
usw. ausmachen und diesen von anderen Dingen, Prozessen usw. unterscheiden" und fährt fort:

> "Nur in dieser Bedeutung von 'Qualität' ist das bekannte von He-
> gel entdeckte dialektische Gesetz des Umschlagens von Quantität
> in Qualität zu verstehen... Qualität und Quantität existieren
> nicht an sich, sondern sind immer an Objekte oder Prozesse ge-
> bunden. Sie bilden sowohl einen dialektischen Widerspruch als
> auch eine Einheit, da jede Quantität stets Quantität einer be-
> stimmten Qualität ist... Daher muß jede rein qualitative oder
> rein quantitative Betrachtungsweise von vornherein einseitig
> sein, daher dürfte es eigentlich auch gar keinen unüberbrückba-
> ren Gegensatz zwischen beiden Betrachtungsweisen geben: es muß
> vielmehr eine optimale Synthese angestrebt werden zwischen den
> positiven Aspekten beider Standpunkte, nämlich den Aspekten der
> Objektivität und der Meßbarkeit ... und den Aspekten der perso-
> nalen Einheit und der Struktur...(1972:35/36)"

Hieraus folgt:
Messungen sind in der Psychologie unerläßlich, haben jedoch einen anderen Stellenwert als in der Physik. Der Psychologe muß sich demnach
jederzeit darüber klar sein, daß die meßbaren psychischen Eigenschaften nur Teilaspekte der Gesamtpersönlichkeit sind. Selbst eine unendliche Zahl von Messungen kann psychologische Phänomene nicht abschließend erklären, da ein sich ständig wandelnder Mensch in einer sich
ständig wandelnden und vom ihm gewandelten Umwelt lebt, die wiederum
Wandel beim Menschen initiiert. Bereits eine geringe Anzahl von Mes-

sungen kann allerdings helfen, exakte Theorien über psychische Grund-
phänomene zu formulieren und diese überprüfbar zu machen. Die Verwendung mathematischer Modelle in der Psychologie dient der Hypothesen-
generierung. Mathematische Modelle können Bestandteile psychologischer Theorien sein, nicht aber selbständige psychologische Theorien.
Messungen sind Hilfsmittel zur Theorienbildung und -überprüfung. Sie
können nicht alleinige Grundlage von Entscheidungen sein, zumal Mes-
sender und gemessenes Objekt in letzter Konsequenz nicht zu trennen
sind. Nicht-Anwendbarkeit metrischer Skalen bedeutet nicht von vorn-
herein Rückstädigkeit psychologischer Forschung, sondern es ist eben-
sogut denkbar, daß sich der 'Untersuchungsgegenstand' wegen seiner
Dynamik der metrischen Skalierbarkeit entzieht und nur ordinal oder
gar nominal skaliert werden kann. Abweichend von Gutjahr (1972:25/26)
soll im folgenden nicht zwischen Skalierung und Messung unterschieden werden[1].

Als Definition des Messens eignen sich für unsere Zwecke der "vorläufige Begriff" bei Orth:

> "Messen ist die Bestimmung der Ausprägung einer Eigenschaft ei-
> nes Dinges. Messen erfolgt durch eine Zuordnung von Zahlen zu
> Dingen, die Träger der zu messenden Eigenschaften sind... not-
> wendige Voraussetzungen für die Meßbarkeit einer Eigenschaft
> sind erstens das Vorhandensein einer Menge von Dingen, die
> Träger der zu messenden Eigenschaft sind, und zweitens das Vor-
> handensein mindestens einer beobachtbaren oder herstellbaren
> Relation auf dieser Menge (1974:13)."

sowie die Definition von Samsonov aus der BSE:

> "Измерение в социальном исследовании (в статистике,
> социологии, психологии, экономике, этнографии) спо-
> соб упорядочения социальной информации, при котором
> системы чисел и отношений между ними ставятся в соот-
> ношение ряду измеряемых социальных фактов.
> (Большая Советская Энциклопедия 1972/10:78)"[2]

---

1 Gutjahr beschränkt den Begriff 'Messung' - wie oben bereits Sirochov in der BSE - auf Intervall- und Proportionalskalen, während
  er als Oberbegriff, der auch Nominal- und Ordinalskalenniveau umfaßt, den Begriff 'Skalierung' verwendet.
2 Messen in der Sozialforschung (z.B. in der Statistik, Soziologie,
  Psychologie, Wirtschaftswissenschaft und Ethnologie) ist eine Methode der Ordnung sozialer Daten, bei der die Systeme von Zahlen
  und die Relationen zwischen ihnen in Übereinstimmung gebracht werden mit dem Stellenwert der sozialen Faktoren, die gemessen werden
  sollen.
  Eigenübersetzung aus der Großen Sowjetischen Enzyklopädie (1972/1o:
  78, Artikelautor Samsonov)

1.1. Die Begriffe 'Meßniveau' und 'Skalendignität'

Wie bereits in der Vorbemerkung und in Kapitel 1. angeklungen ist,
liegt ein Schwerpunkt der sozialwissenschaftlichen Meßproblematik im
Bereich 'Meßniveau' bzw. 'Skalendignität'. In diesem Kapitel soll zunächst kurz der Begriff der Skala diskutiert werden, dann eine gängige
Einteilung der Skalenniveaus vorgestellt werden. Anschließend sollen
anhand zweier Beispiele konkrete Probleme aufgezeigt werden, die sich
bei der Zuordnung von Messungen zu bestimmten Skalenniveaus in den Sozialwissenschaften ergeben.

Die Notwendigkeit, den Begriff der Skala bzw. des Skalenniveaus in die
Meßproblematik einzuführen, entstammt den Sozialwissenschaften; eine
naturwissenschaftliche Definition des Messens benötigt den Begriff der
Skala nicht (vgl. BSE 1972/1o:77-79)[1]. In Enzyklopädien ist der Begriff
der Skala ausdrücklich mit der Einschränkung "in der Psychologie
(Brockhaus 1966-1976)" oder "in den Sozial- und Verhaltenswissenschaf-
ten (Meyer 1971-1979)" definiert:

> "Skala: Stufenfolge oder Klassifikationssystem zur Beschreibung
> und Einordnung psychologischer oder sozialer Merkmale in
> in ein Bezugssystem nach verschiedenen Verfahrensweisen
> der Skalierung. Skalen erlauben meist eine Zahlenangabe
> für die Ausprägung des gemessenen Merkmals, so daß Bezie-
> hungen zwischen den Zahlen entsprechende Beziehungen zwi-
> schen Objekten mit verschiedenen Merkmalsausprägungen wi-
> dergeben (Brockhaus 1966-1976/11:476)."

Im Mittelpunkt der in der Psychologie geführten Diskussion um Skala
und Skalenniveau stehen zwei Probleme: das Existenz- oder Repräsenta-
tionsproblem (Orth 1974) und das Bedeutsamkeits- oder Eindeutigkeitsproblem (Schubö/Strube 1977:1o23). Das Existenzproblem beinhaltet die
Frage, ob für eine bestimmte soziale oder psychologische Variable
überhaupt eine Skala konstruiert werden kann. Schubö/Strube vertreten
hierzu die Auffassung, daß "meßtheoretische Analysen des zu messenden
Objektbereichs hier Klarheit schaffen können, und daß, wo solche Analysen noch nicht möglich sind, eine pragmatische Zuordnung von Zahlen
erfolgen muß" (1977:1o23). Diese Auffassung soll an dieser Stelle

---

1 Ein Indiz für die Überflüssigkeit des Begriffs 'Skala' bzw. 'Skalenniveau' in den Naturwissenschaften ist auch die Tatsache, daß in
keinem der gängigen mathematischen und naturwissenschaftlichen Enzyklopädien oder Lexika Einträge unter 'Skala' - im Sinne dieser Arbeit - zu finden sind. Hierzu wurden durchgesehen Gellert et al.
(1978) <u>Fachlexikon ABC Mathematik</u>, Naas/Schmid (1967) <u>Mathematisches
Wörterbuch</u>, Iyanaga/Kowada (1977) <u>Encyclopedic Dictionary of Mathe-
matics</u>.

nicht weiter diskutiert werden, da die gesamte Problematik, wenn auch
aus einem anderen Blickwinkel, bereits im vorigen Kapitel diskutiert
wurde.

Wichtiger für Fragen des Skalenniveaus ist das Bedeutsamkeits- oder
Eindeutigkeitsproblem, das Schubö/Strube leicht verständlich abhandeln:

> "Der Erstellung einer Skala müssen Überlegungen über die Beziehung
> zwischen den Skalenwerten und den Ausprägungen der gemessenen
> Variablen folgen. Es gilt zu prüfen, welche Beziehungen zwischen
> den Skalenwerten psychologisch bedeutsam sind... Bei einem Fä-
> higkeitstest mit zwanzig Aufgaben z.B. ergeben sich Skalenwerte
> von O Punkten (keine Aufgabe gelöst) bis 2o Punkten (alle Aufga-
> ben gelöst). Wenn Person A 1o Punkte erzielt, Person B 15 Punkte
> und Person C 2o Punkte, ist dann C doppelt so fähig wie A, oder
> ist eine solche Aussage sinnlos? (Wenn sie sinnvoll ist, handelt
> es sich um eine Rationalskala.) Ist es psychologisch sinnvoll,
> zu sagen, daß B ebensoviel mehr Fähigkeit als A hat, wie C mehr
> hat als B, daß also die Differenzen zwischen den Skalenwerten
> psychologisch bedeutsam sind? (Dies gilt für eine Intervallskala.)
> Oder kann nur gesagt werden, daß einem höheren Skalenwert eine
> höhere Fähigkeit entspricht, so daß die Punktwerte 1o,15 und 2o
> eine Rangordnung der Personen A, B und C angeben, die Differen-
> zen zwischen den Skalenwerten und die Quotienten von Skalenwer-
> ten aber nicht bedeutsam sind? (Dies trifft für Ordinalskalen zu.)
> ... Ein Sonderfall der Skala ergibt sich, wenn lediglich qualita-
> tive Klassen von Objekten bzw. Ausprägungen einer Variable gebil-
> det und diesen Klassen Zahlen zugeordnet werden; z.B. wenn man
> die Variable 'Farbe' mit den Ausprägungen 'rot', 'grün', 'blau'
> und 'gelb' skaliert, indem man diesen Ausprägungsklassen die
> Zahlen 1,2,3,4 (oder z.B. auch 5; o,2; 116; -23) zuordnet. Eine
> solche Skala heißt Nominalskala ... Je weniger bedeutsame Rela-
> tionen zwischen den Skalenwerten existieren, dest weniger ein-
> deutig ist die Zuordnung von Zahlen. Anders gesagt: die Zuordnung
> von Zahlen kann verändert werden, man kann eine Transformation
> von Skalenwerten vornehmen. Allerdings müssen dabei die bedeut-
> samen Relationen erhalten bleiben ... Die Bedeutsamkeit der Be-
> ziehungen zwischen den Skalenwerten und der damit gegebene Grad
> an Eindeutigkeit der Skala definieren das Skalenniveau (Schubö/
> Strube 1977:1o23/1o24)."

Die hier skizzierte gebräuchlichste Form der Einteilung von Skalendignität geht auf Stevens (1939) zurück. Sie ist heute sowohl in den meisten Büchern über die Meßproblematik (Sixtl 1967)(Gutjahr 1972) als
auch in den gängigsten Statistik-Lehrbüchern (Bortz 1979)(Clauss/Ebner
1967) zu finden.

Über die Stevenssche Einteilung in vier Skalenniveaus besteht weitge-
hend Konsens, wenn auch immer wieder mit Recht darauf hingewiesen wird,
daß es diverse Zwischenformen der vier 'Basis-Niveaus' gibt, etwa die
'ordered-metric-scales', eine Bezeichnung vom Coombs (1952), oder die
'Log-Intervall-Skala' (Orth 1974), auf deren Eigenschaften hier jedoch
nicht näher eingegangen werden soll.

---

1 = Proportionalskala (Gutjahr 1972) = Verhältnisskala (Bortz 1979)

Wie schwierig es gelegentlich ist, eine Entscheidung über die psychologische Bedeutsamkeit von Unterschieden zwischen Skalenwerten zu fällen, und wie leichtfertig andererseits diese Entscheidung oftmals getroffen wird, soll an zwei Beispielen dargestellt werden.

Zunächst können die auftretenden Schwierigkeiten an der traditionellen
Schulnotenskala verdeutlicht werden. Übereinstimmend wird immer wieder
geäußert, die Schulnotenskala sei eine Ordinalskala (Volkamer 1978:23).
Die Zuordnung einer Meßart zur Ordinalskala aber besagt, daß als statistische Maßzahlen nur absolute und relative Häufigkeiten, Modalwert,
Range, kumulierte absolute und relative Häufigkeiten, Rangwert, Pro-
zentrangwert, Zentilrangwert, Mediane und allenfalls noch Quartile und
Prozentpunktwerte in Frage kommen. Nun ist es aber üblich, aus Schul-
noten arithmetische Mittel zu bilden. Dieses Vorgehen ist in der Bun-
desrepublik Deutschland in zahlreichen Gesetzen und Verordnungen bereits festgeschrieben, die Zulässigkeit solcher Praktiken wurde bereits gerichtlich überprüft und für grundgesetzkonform erklärt (Neue
Juristische Wochenschrift 1977:569).

Gutjahr nimmt zu diesem Dilemma wie folgt Stellung:

> "... die Berechnung von Durchschnittswerten stellt bei der Ordi-
> nalskala eine unzulässige Operation dar, obwohl ... man sich in
> der Praxis darüber hinwegsetzt, z.B. in der Schule, aber auch
> etwa in Institutionen, die Studenten der Psychologie ausbilden
> ... Häufig wird nur festgestellt, daß es aber üblich sei, sie
> trotzdem - mangels ökonomischer besserer Methoden verständlicher-
> wenn auch bedauerlicherweise - zu verwenden... Man kann einfach
> davon ausgehen, daß die Gleichheit der Differenzen /einer Ordi-
> nalskala/ die beste Schätzung darstellt, mit anderen Worten, daß
> die Intervalle zwischen 1 und 2, 2 und 3 usw. als 'gleich groß'
> erscheinen. Wenn wir sagen, daß die Intervalle als gleich groß
> erscheinen, setzen wir aber damit reale Gegebenheiten voraus,
> bei denen Intervalle existieren. Offensichtlich ist dieses Argu-
> ment wenig befriedigend, da wir über die realen Gegebenheiten ja
> nichts wissen (Gutjahr 1972: 79/8o)."

Gutjahrs Auffassung verdeutlicht, daß es nötig ist, bei jeder Zuordnung einer Messung zu einem bestimmten Skalenniveau eine inhaltliche,
also im Objektbereich verankerte Diskussion zu führen. Die rechneri-
sche Durchführbarkeit von Operationen, die Intervallskalenniveau er-
fordern, sagt nichts über die tatsächliche objektive Skalendignität
aus (Orth 1974:31).

Hierzu noch ein Beispiel: Schulbildung wird traditionell rangskaliert,
als unterste Stufe gilt 'kein Hauptschulabschluß', die nächsthöhere
Stufe ist 'Hauptschulabschluß', dann folgt 'Realschulabschluß' etc...
Daß Schulbildung aber nicht unbedingt hierarchisch geordnet werden
kann, wird deutlich, wenn man fragt, was steht höher, 'Abitur' und keine weitere Ausbildung oder 'Hauptschulabschluß' mit anschließender Aus-

bildung zum Handwerksmeister. Ohne unzulässige Wertungen kann man in
diesem Fall nur sagen, es liegen unterschiedliche 'Bildungen' vor, wir
haben es mit Nominalskalenniveau zu tun. Noch problematischer wird die
Frage, wenn Schulbildung, die nur bei einer bestimmten, von der historisch gewachsenen Bildungsstruktur in Deutschland geprägten Interprä-
tation in eine Rangreihe zu bringen ist, dann auch noch mit Zahlenwer-
ten belegt wird: 'Kein Hauptschulabschluß' = 1, 'Hauptschulabschluß' =
2, 'Realschulabschluß' = 3 etc. aus denen technisch einfach arithmetische Mittel errechnet werden können.
Eine Zahlenzuordnung zu nominalskalierten Eigenschaften von Objekten
wird z.B. in Fragebögen, die faktorenanalytisch ausgewertet werden sollen, oft vorgenommen. Sie werden in der Faktorenanalyse selbst dann Rechenoperationen unterworfen, die nur auf Intervallskalenniveau zulässig sind.
Diese beiden Beispiele sollten verdeutlichen, daß die Entscheidung darüber, welches Skalenniveau vorliegt, durch Analyse des Objektbereichs
fallen muß, sie darf nicht durch Analyse des Zahlenbereichs präjudi-
ziert werden. "Sozialwissenschaftliches Messen ist nie ein rein tech-
nisches, sondern stets zugleich ein theoretisches Unterfangen (Bortz
1979:31)."[1]

---

1 Der Verfasser ist der Auffassung, daß sich diese Aussage nicht auf
  die Sozialwissenschaften beschränken läßt, in diesem Wissenschafts-
  zweig tritt sie nur sehr viel deutlicher zutage als z.B in den Naturwissenschaften.

1.2.   Definition der Begriffe 'parametrisch' und 'non-parametrisch'
         bzw. 'verteilungsfrei'

Die Entscheidung für ein Skalenniveau ist bei der Auswahl eines bestimmten statistischen Auswertungsverfahrens von herausragender Bedeutung. Die Anwendbarkeit bzw. Nicht-Anwendbarkeit auf verschiedene Skalenniveaus ist erstes Unterscheidungsmerkmal für parametrische und
non-parametrische Verfahren. Parametrische Verfahren sind nur auf metrische Daten - im Sinne Gutjahrs (1972) - anwendbar, non-parametrische auch auf nicht-metrische.
Doch zunächst zur Definition des Begriffs 'non-parametrisch'; hiermit
tun sich die meisten Veröffentlichungen ausgesprochen schwer. Siegel
(1956) und Lienert (1973) verzichten auf explizite Definitionen, Bortz
(1979) definiert nur auf der Ebene des Skalenniveaus. Zurückhaltung
ist geboten, da die Klasse der non-parametrischen Tests so viele Arten
umfaßt, daß eine Definition, die für alle non-parametrischen Tests zutrifft, unmöglich erscheint. Wird in der einschlägigen Literatur überhaupt eine Definition versucht, so ist es eine Definition des Komple-
ments:

> "A statistical test is termed non-parametric if it does not test
> a hypothesis characterizing one of the parameters of the parent
> variable (Marascuilo/McSweeney 1977:5)."

> "A non-parametric test is one which makes no hypothesis about the
> value of a parameter in a statistical density function (Bradley
> 1968:15)."

Der Terminus 'non-parametrisch' ist nicht der einzige für die Klasse
der zu definierenden statistischen Verfahren, ebenso gebräuchlich ist
der Begriff 'verteilungsfrei'. Als verteilungsfrei wird ein Verfahren
dann bezeichnet, wenn es keine Annahmen über die Verteilung der Grund-
gesamtheit macht, aus der die Stichprobe gezogen worden ist; oder:"A
statistical test is distribution-free if the sampling distribution of
the statistic on which the test is based is completely independent of
the parent distribution of the variable (Marascuilo/McSweeney 1977:5)."
     Während Bradley (1968) ausführt, die Eigenschaft, nicht vertei-
lungsgebunden zu sein, sei die wichtigste Eigenschaft der Klasse von
Tests, die hier beschrieben werden soll, so muß er doch gleichzeitig
einräumen, daß 'verteilungfrei' und 'parametrisch' sich nicht ausschließen, daß ein Test sowohl 'parametrisch' als auch 'verteilungsfrei' sein kann. Marascuilo/McSweeney weisen daraufhin, daß parametrische Tests im allgemeinen asymptotisch verteilungsfrei werden, die
Gültigkeit des zentralen Grenzwerttheorems macht sie von der Vertei-

lung des gemessenen Merkmals in der Population unabhängig.[1]

Aufgrund der hier aufgezeigten Überschneidungen zwischen den Begriffen 'parametrisch'/'non-parametrisch' auf der einen und 'verteilungsfrei' auf der anderen Seite, wird in dieser Arbeit nur von 'parametrischen' und 'non-(bzw. nicht-)parametrischen' Verfahren gesprochen.

Bevor wir nun eine abschließende Definition des Begriffs 'non-parametrisch' versuchen, seien noch einmal die Haupteigenschaften aufgezählt:

1) Non-parametrische Verfahren sind auf nicht-metrischem Skalenniveau anwendbar,

2) non-parametrische Verfahren machen keine Annahme über Populationsparameter,

3) non-parametrische Verfahren machen geringere Annahmen über Merkmalsverteilungen in der Population.

In Anlehnung an Bradley (1968), Marascuilo/McSweeney (1977) und Prochorov (BSE 1972) könnte folgende Definition gelten:

Non-parametrische Verfahren sind Verfahren, die ausschließlich auf der Basis von Stichproben theoretische Wahrscheinlichkeitsverteilungen einer Prüfstatistik berechnen, ohne daß sie hierbei grundsätzlich vom Vorliegen metrisch skalierter Daten abhängig sind. Inferenzstatistische Schlüsse über die Verhältnisse in der Population sind auf der Basis non-parametrischer Verfahren nur indirekt bzw. logisch-prozedural begründbar.

Ziel parametrischer Verfahren ist es, nicht nur eine logisch-prozedurale (Bradley 1968:45), sondern auch eine mathematische Gültigkeit des inferenzstatistischen Schlusses zu erlangen. Hierzu ist eine Aussage über die Verhältnisse in der Population notwendig. Diese kann nur auf dem Wege der Schätzung erfolgen, da Populationen in der psychologischen Forschung üblicherweise nicht bekannt sind. Schätzungen von Populationsparametern setzen jedoch metrisches Skalenniveau voraus. Die weitergehende Absicherung des inferenzstatistischen Schlusses zieht somit

---

1 Ebenso, wie es möglich ist, daß parametrische Verfahren verteilungsfrei sind, so ist es auch möglich, daß non-parametrische Verfahren verteilungsgebunden sind. Einige non-parametrische Verfahren machen z.B. die Annahme, die Verteilung der Population sei symmetrisch (Walsh-Test), fast alle gehen davon aus, daß die Population stetig verteilt ist.

2 Einen besseren Vorschlag zur Bezeichnung der zur Debatte stehenden Tests macht Ury (1967); er nennt non-parametrische Verfahren 'assumption-freer-tests', wobei die deutsche Übersetzung 'voraussetzungsärmere Tests' noch treffender erscheint als die englische Originalbezeichnung. Offenbar kann sich dieser Begriff aber nicht durchsetzen.

eine Einschränkung der Anwendbarkeit parametrischer Verfahren nach
sich.

Im folgenden verstehen wir unter parametrischen Verfahren solche verfahren, die unter Annahme bestimmter Verteilungsformen in der Grund-
gesamtheit auf der Grundlage von Parameterschätzungen theoretische
Wahrscheinlichkeitsverteilungen einer Prüfstatistik berechnen, wobei
sie auf das Vorliegen mindestens intervallskalierter Daten angewiesen
sind. Inferenzstatistische Schlüsse auf die Verhältnisse in der Population sind mathematisch ableitbar.[1]

---

1 Häufig bezeichnet man 'parametrische' Verfahren auch als 'klassische'
  Verfahren. Dieser Begriff bezieht sich darauf, daß non-parametrische Verfahren erst spät allgemein anerkannt wurden. Historisch ist
  er jedoch irreführend, da zumindest der Vorzeichen-Test und der
  Chi-Quadrat-Test - aus der Klasse der non-parametrischen Verfahren -
  genauso alt, wenn nicht älter sind als 'klassische' Verfahren.
  (McSweeney/Katz 1978).

1.3.   Auseinandersetzung mit dem Begriff der 'Effizienz'

Vergleicht man die beiden Definitionen aus Kapitel 1.2., so kommt man
zwangsläufig wieder zu Kapitel 1.1. zurück: wichtigstes Entscheidungs-
kriterium bei der Wahl eines Tests ist zunächst das Skalenniveau der
Messung. Hat man auf dieser Ebene eine theoriegeleitete Entscheidung
gefällt, so wird nicht die Etikettierung des Tests als 'parametrisch'
oder 'non-parametrisch' sondern seine Güte entscheidendes Auswahlkri-
terium:

> "In many respects the precise classification of a test as para-
> metric, non-parametric, or distribution-free is unimportant.
> Far more important to the researcher is ... /that/ the test se-
> lected does the job, and does it more efficiently than compet-
> ing procedures (Marascuilo/McSweeney 1977: 5/6)."

Marascuilo/McSweeney rücken also nach der Definitionsfrage die Frage
nach der Effizienz eines Tests in den Vordergrund. Im folgenden werden einige Definitionen von Effizienz und verwandten Begriffen zur
Gütebestimmung eines statistischen Verfahrens erläutert und diskutiert.
Danach soll erörtert werden, inwieweit die Testauswahl allein nach dem
gebräuchlichen Effizienzkriterium sinnvoll ist.

Wichtigste Grundbegriffe zur Beurteilung der Güte von Tests sind:

a) seine Stärke (power)

b) seine Konsistenz

c) seine Unverzerrtheit (unbiasedness)

d) seine Effizienz

Alle vier Begriffe sind eng miteinander verwandt. Als Stärke eines
Tests wird die Wahrscheinlichkeit bezeichnet, eine spezifizierte falsche Hypothese zurückzuweisen (Bradley 1968:56) bzw. die Wahrscheinlichkeit, mit der tatsächlich vorhandene Unterschiede durch einen statistischen Test aufgedeckt werden können (Bortz 1979:152/153).

Konsistenz eines Tests liegt dann vor

> "... for a given alternative to the null hypothesis if, when
> that alternative hypothesis is true, the probability of reject-
> ing the false null hypothesis i.e. the power of the test ap-
> proaches 1 as the sample size n on which the test is based
> approaches infinity (Bradley 1968:56)."

Unverzerrtheit eines Tests liegt dann vor, "wenn seine Teststärke ...
dann ein Minimum ... ist, wenn die Nullhypothese zutrifft (Lienert
1973:77)"; oder "if the probability of rejecting the null hypothesis
is greater when the alternative hypothesis is true than when the null
hypothesis is true (Bradley 1968:56)".

Effizienz, der wohl wichtigste Begriff unter den Testgütekriterien,
unterscheidet sich kaum vom Begriff der Teststärke (power). Effizienz

ist eine Teststärke-Maßzahl zum Vergleich von Teststatistiken; man unterscheidet relative Effizienz - oder lokale relative Effizienz, wie Marascuilo/McSweeney (1977:85) sie nennen - und asymptotische relative Effizienz (are). Die gebräuchlichste Definition von Effizienz lautet:

> "The efficiency of a test statistic A relative to test statistic B is defined as the ratio of sample sizes, $n_A : n_B$, such that the two tests have the same power against the same alternative hypothesis at the same alpha level (Marascuilo/McSweeney 1977: 28)."

Für die asymptotische relative Effizienz (are) nach Pitman (1948) bedeutet das mathematisch-formal folgendes:

> "Es seien $\left[T_{1n}\right]$ und $\left[T_{2m}\right]$ zwei Folgen von Teststatistiken für dasselbe α mit den zugehörigen Folgen der Gütefunktion $\left[\beta_{1n}\right]$ bzw. $\left[\beta_{2m}\right]$; weiterhin seien $\left[m_i\right]$ und $\left[n_i\right]$ zwei monoton wachsende Folgen natürlicher Zahlen, für die mit

$$\lim_{i \to \infty} \Theta_i = \Theta_0 \ \varepsilon \ \Omega_0$$

gilt:
$$\lim_{i \to \infty} \beta_{1n_i} (\Theta_i) = \lim_{i \to \infty} \beta_{2m_i} (\Theta_i) = \beta \qquad 0 < \beta < 1$$

Dann ist die are des Tests T_1 zum Test T_2 definiert durch:

$$E_{T_1,T_2} = \lim_{i \to \infty} \frac{m_i}{n_i} ,$$

vorausgesetzt, daß dieser Limes existiert und für jede Wahl von $\left[m_i\right]$ und $\left[n_i\right]$ derselbe ist (Büning/Trenkler 1978:275/276)."

Die are ist somit ein theoretischer Wert, der unabhängig ist, sowohl von Signifikanzniveaus als auch vom tatsächlichen Populationsunterschied - 'effect size (Cohen 1977)'. Abhängig ist er hingegen von der Form der Populationsverteilung. Aus diesen Gründen ist er ein wertvoller Anhaltspunkt beim Vergleich von parametrischen und non-parametrischen Tests. Für alle gängigen Alternativen zu t-Test und F-Test existieren Berechnungen der are sowohl für normalverteilte Populationen, als auch für Populationen mit anderen Verteilungsformen. Die besten non-parametrischen Tests erreichen für normalverteilte Populationen eine are von ca. o,955 zum stärksten parametrischen Analogon, was soviel bedeutet wie: unter vollständig parametrischen Bedingungen können 95,5% der vom parametrischen Test als falsch zurückgewiesenen Nullhypothesen auch vom non-parametrischen Test zurückgewiesen werden bzw. der Stichprobenumfang muß bei non-parametrischen Verfahren um

1:o,955% erhöht werden, um gleiche Stärke zu erreichen.

Im Zeichen vermehrter empirischer Bestimmungen von Teststärke-Kurven durch Monte-Carlo-Experimente hat, in Abwandlung der obigen theoretischen Definitionen, folgender Teststärke-Quotient an Bedeutung gewonnen: Relative Effizienz ist der Quotient aus der Zahl der richtigen Entscheidungen des schwächeren Tests und der Zahl der richtigen Entscheidungen des stärkeren Tests ermittelt jeweils an den gleichen Stichproben bei Gültigkeit der H_1 in der Population. Beispiel: Hat ein non-parametrischer Test die falsche H_o 64o-mal zurückgewiesen, der parametrische 67o-mal, so ergibt sich eine (lokale) relative Effizienz von o,955. Bradley (1968:57) weist darauf hin, daß die empirie-orientierte Definition relativer Effizienz gelegentlich zu anderen Resultaten führen kann als die traditionelle theoretische, führt aber dieses Argument nicht weiter aus, so daß hier davon ausgegangen wird, daß die theoretische und die empirische Definition zu zumindest vergleichbaren Maßzahlen führt.

Ob jedoch die relative Effizienz eines Tests gegenüber einer Alternative wirklich Hauptkriterium bei der Auswahl eines statistischen Verfahrens sein kann, erscheint problematisch. Ein gewichtiger Einwand gegen die Berechnung eines Teststärke-Koeffizienten ist die Unterschiedlichkeit der Hypothesen bei parametrischen und non-parametrischen Verfahren.

Bei non-parametrischen Verfahren zum Vergleich von Mittelwerten lautet die H_o - sofern die Verfahren, wie z.B. der Wilcoxon-Rangsummentest oder der Kruskal-Wallis-Test, auf Rangrandominsierungen basieren - Md_1(Median) = Md_2 ... = Md_n und die H_1 $Md_1 \neq Md_2$ ... $\neq Md_n$.
Bei parametrischen Mittelwertsvergleichen (t-Test, F-Test) lautet die H_o μ_1 (arithmetisches Mittel, Erwartungswert) = μ_2 ... = μ_n, die H_1 $\mu_1 \neq \mu_2$ ... $\neq \mu_n$. Feir-Walsh/Toothaker (1974) weisen mit Recht darauf hin, daß im Prinzip sehr wohl eine Differenz der Mediane in der Population bestehen kann, obwohl die Erwartungswerte gleich sind und umgekehrt. Dieser Einwand wird in der Praxis jedoch kaum berücksichtigt. Er ist auch für diese Arbeit von untergeordneter Bedeutung, da sich die Arbeit in ihrem wichtigsten Teil mit einem Teststärke-Vergleich unter vollständig parametrischen Bedingungen beschäftigt. Im Fall des zur Debatte stehenden parametrischen Verfahrens bedeutet dies, daß normalverteilte Grundgesamtheiten Voraussetzung sind. Für die Normalverteilung aber gilt, alle Maße zentraler Tendenz fallen zusammen, Median und arithmetisches Mittel bzw. Erwartungswert sind identisch.

Ein weiterer Einwand gegen das Kriterium der relativen Effizienz betrifft die Maßzahl selbst. Wie bereits oben ausgeführt wurde, kann die Güte eines Tests nicht nur nach seiner absoluten oder relativen Stärke bemessen werden, sondern auch nach seiner Konsistenz und Unverzerrtheit.

Ein Begriff der 'Güte', der alle Kriterien umfaßt, könnte wie folgt aussehen:

Ein Test ist dann gut, wenn seine Entscheidung den wahren Verhältnissen in der Population entspricht; er ist gut, wenn er eine gültige H_0 beibehält und eine gültige H_1 erkennt (Vgl. S. 121).

Das Konzept der Effizienz berücksichtigt aber nur die Güte eines bzw. zweier Verfahren angesichts der Gültigkeit der H_1. Es sollte versucht werden, Güte in einem kombinierten (relativen) Gütemaß (KRG) zusammenzufassen, das potentielle alpha-Fehler und potentielle beta-Fehler gleichstark berücksichtigt.[1]

Da ein solches Maß noch nicht existiert, werden in dieser Arbeit beide Gütekriterien - Abweichung vom nominalen alpha-Niveau und Teststärke - jeweils getrennt aufführen, wie es auch bisher in allen Arbeiten üblich war, die sich mit Testvergleichen beschäftigten.

---

[1] Zunächst war geplant, an dieser Stelle eine Formel für ein kombiniertes relatives Gütemaß vorzustellen. Im Verlaufe der Erstellung der Arbeit wurde jedoch deutlich, daß dann auch eine ausführliche mathematisch-statistische Diskussion dieses Maßes geführt werden müßte, deren - notwendiger - Umfang den Rahmen der Arbeit gesprengt hätte. Auf eine explizierte Formulierung eines KRG wird deshalb hier verzichtet; wir belassen es bei dem Hinweis, daß es gerade für den Praktiker sinnvoll sein könnte, die getrennten Gütemaßzahlen für das Testverhalten unter H_0 und unter H_1 zu einem einheitlichen Gütemaß zusammenzufassen.

1.4. Statistische Auswertungsverfahren im Forschungsgang der Sozialwissenschaften

Wie schon in der Vorbemerkung angedeutet, ist die Frage des besten
Tests keine Frage, die allein nach mathematisch-statistischen Kriterien
beantwortet werden kann. Es soll deshalb an dieser Stelle - etwas abseits des bisherigen Gedankengangs - die Grundsatzfrage erörtert werden, in welcher Phase einer empirischen Untersuchung das zu applizierende hypothesenüberprüfende Verfahren auszuwählen ist.
Hierzu gibt es verschiedene Alternativen:

A) Zu Beginn der theoretischen Phase, in Einklang mit einer allgemeinen Theorie;

B) Am Ende der theoretischen Phase, nach Ableitung der speziellen Hypothese;

C) Nach der Datenerhebung, aber ohne bzw. vor Kenntnis der numerischen Werte;

D) Nach einer ersten Kenntnisnahme der numerischen Werte;

E) Nach einer statistischen, aber nicht hypothesen-orientierten Voranalyse der Daten;

F) Nach einer Überprüfung der Hypothesenkonformität der Daten.

Zu den sechs Alternativen jeweils ein kurzes Beispiel:
Nach A) würde ein Wissenschaftler vorgehen, dessen allgemeine Theorie
sich an einem bereits bestehenden mathematischen Modell ausrichtet.
Dies wäre z.B. dann der Fall, wenn einem Forschungsvorhaben im Bereich
der Differentiellen Psychologie als allgemeine Theorie ein Faktorenmodell der Persönlichkeit zugrunde gelegt würde und als Auswertungsverfahren die Faktorenanalyse gewählt würde.
Wird dies Verfahren dann auch noch unzulässigerweise als hypothesenüberprüfendes Verfahren angewendet, so hat das zur Folge, daß die Formulierung einer spezifischen Hypothese, die Untersuchungsplanung, die Datenerhebung, die theoretische Bewertung der Daten und die Entscheidung
über die Gültigkeit der allgemeinen Theorie sämtlich am gewählten statistischen Verfahren ausgerichtet sind. Ein solches Vorgehen muß zwangsläufig im Sinne einer 'self-fulfilling profecy' wirken und ist deshalb
abzulehnen.
Alternative B) mag auf den ersten Blick als die 'sauberste' Vorgehensweise erscheinen. In dieser Phase der empirischen Untersuchung muß sich
der Wissenschaftler bereits ausreichend Gedanken über den Objektbereich
gemacht haben. Er muß in der Lage sein, eine Vermutung über die Merkmalsverteilung in der Population zu äußern. Null- und Alternativhypothe-

se sind bereits formuliert, so daß die Auswahl eines statistischen Verfahrens ohne Schwierigkeiten möglich ist. Auch die zunächst als 'sauberste Lösung' erscheinende Vorgehensweise birgt jedoch Probleme. Der
Haupteinwand geht dahin, daß sie wenig praktikabel ist. Irrtümer hinsichtlich Meßniveau und Merkmalsverteilung in der Population führen
zu falschen Entscheidungen oder gar zum Abbruch der Untersuchung: hat
man sich z.B. vor der Untersuchung auf ein parametrisches Verfahren
festgelegt, so würde ein Irrtum im Bereich des Meßniveaus zum Abbruch
des Experiments führen müssen, da parametrische Verfahren auf rang-
oder nominalskalierte Daten nicht anwendbar sind. Ein Irrtum im Bereich
der Merkmalsverteilung in der Population könnte zu einer falschen Entscheidung führen, ebenso die frühzeitige Festlegung auf ein non-parametrisches Verfahren. Ein weiterer gewichtiger Nachteil von B) ist ähnlich dem, der zur Ablehnung von A) führte. Auch hier könnte sich die
Testauswahl im Sinne einer sich selbst erfüllenden Prophezeiung auf die
Entscheidung über die allgemeine Theorie auswirken. Wählt man die statistisches Auwertungsmethode vor der Untersuchungsplanung, der Opera-
tionalisierung einer abhängigen Variablen und vor der Datenerhebung
aus, so wird sich die Durchführung dieser drei Phasen zwangsläufig an
den Möglichkeiten und Restriktionen des statistischen Tests ausrichten.
Hierdurch könnte im Extremfall eine Falsifikation unmöglich werden.
Die Wahl des statistischen Verfahrens direkt nach Formulierung der Hypothese birgt die Gefahr der Schaffung einer abgehobenen "experimentellen Realität (Holzkamp 1972:2o)", die mit der objektiven Realität - im
Sinne eines materialistischen Realitätsbegriffs - wenig gemein hat.
Alternative B) ist deshalb ebenso wie A) abzulehnen.
C) schließt im Vergleich zu B) einige Nachteile aus. Zunächst ist es
nicht mehr möglich, daß eine Untersuchung aufgrund eines Fehlers im
Bereich des Meßniveaus angebrochen werden muß. Weiterhin kann eine Ausrichtung der Untersuchungsplanung und -durchführung an den Notwendigkeiten des statistischen Auswertungsverfahrens nicht mehr erfolgen. Der
Zeitpunkt der Testauswahl nach Alternative C) scheint durchaus disku-
tabel; dennoch wirkt die Forderung 'ohne bzw. vor Kenntnis der Daten'
recht idealisiert. Nur bei sehr großen Forschungsvorhaben wird es möglich sein, daß derjenige, der über die Auswahl des statistischen Verfahrens entscheidet, die numerischen Werte der vorliegenden Daten nicht
kennt. C) ist unter Praktikabilitätsgesichtspunkten ebenfalls abzulehnen.
Alternative D) berücksichtigt die fast zwangsläufige Kenntnis der numerischen Werte vor der Entscheidung über den besten Test. Entscheidet

man erst dann über den anzuwendenden statistischen Test, wenn man die
Daten kennt, so wird allerdings eine Entscheidung zugunsten der eigenen Wunschhypothese wahrscheinlicher. Dieser Aspekt ist jedoch u.E.
unter Gesichtspunkten der Praktikabilität zu vernachlässigen. Diese
Auffassung läßt sich mit folgendem Argument untermauern: eine richtige Vorausschätzung der Signifikanzentscheidung gelingt nur selten.
Der Wissenschaftler hat bei einfacher Augenscheinnahme seiner Daten
nur überschlagsmäßige Kenntnis davon, ob er seine Wunschhypothese bei-
behalten kann oder ablehnen muß. Der Schätzfehler seiner diesbezügli-
chen Annahme dürfte sehr hoch sein.[1] Der Güteunterschied der z.B. im
Bereich der Mehrstichproben-Mittelwertsvergleiche zur Auswahl stehenden Verfahren ist jedenfalls sehr viel geringer (vgl. Kapitel 3.).
Eine Manipulation der Testauswahl zugunsten der 'pet hypothesis' dürfte
bei einfacher Augenscheinnahme der Daten ohne ihre schriftliche Bearbeitung kaum möglich sein. Bei gleichwertiger Berücksichtigung von
Gesichtspunkten der Praktikabilität und der Unvoreingenommenheit ist
Alternative D) zu empfehlen.

Wie weit auch noch E) zulässig ist, ist in der statistischen Literatur
umstritten (Lienert 1973:1oo). Hogg schreibt hierzu:

> "Frequently, an investigator is tempted to evaluate several test
> statistics associated with a single hypothesis and then use one
> statistic which best supports his or her position, usually re-
> jection. Obviously this type of procedure changes the actual
> significance level of the test and hence is'cheating'. However,
> there is a way in which the investigator can first look at the
> data and than select a test statistic without actually cheating.
> That is, the alledged cheating can be legalized if the selection
> of one of the several tests is independent of each possible test
> statistic (1976: 1313)."

Dazu ein Beispiel: eine Entscheidung z.B. zwischen F-Test und H-Test
kann aufgrund von Erkenntnissen gefällt werden, die man z.B. auf der
Basis der q-Statistik (studentisierter Range) gewonnen hat, da die
Signifikanzentscheidung des q-Tests auf der Basis einer anderen Prüfverteilung erfolgt als die des F- oder des H-Tests. Sie dürfte nicht
auf der Grundlage von Kenntnissen erfolgen, die man etwa aus einem
vorgeschalteten t-Test oder Wilcoxon-Rangsummentest gewonnen hat, da

---

1 Der Verfasser hat in seinen Veranstaltungen am Institut für Psychologie der Technischen Universität Berlin regelmäßig Schätzungen vor-
  nehmen lassen, ob bei einem gegebenen Datensatz die H_0 auf einem bestimmten Signifikanzniveau zurückgewiesen werden könnte oder nicht.
  Hierbei wurden von Studenten bestenfalls 6o% richtige Schätzungen
  abgegeben.

F- und H-Test Mehrstichprobenverallgemeinerungen dieser Tests sind
(Büning/Trenkler 1978: 2o1), mathematische Unabhängigkeit somit nicht
vorliegt.

Ist die Zulässigkeit mathematischer Voranalysen im Hinblick auf unvoreingenommenheit gegenüber Null- und Alternativhypothese somit geklärt, so spricht doch der hohe Zeitaufwand von zusätzlichen mathematischen Voranalysen gegen Alternative E.

F) ist ebenfalls abzulehnen, weil sie das Postulat der Unvoreingenommenheit völlig vernachlässigt. Nach Alternative F) würde ein Test so
ausgewählt, daß man mehrere zur Auswahl stehende Verfahren auf das
vorliegende Datenmaterial anwendet und sich dann für dasjenige entscheidet, daß im Sinne der Wunschhypothese entscheidet, also üblicherweise das, was 'Signifikanz liefert'. Eine Testauswahl dieser Art würde das Risiko I.Art über das nominale Alpha-Niveau hinaus erhöhen und
so zu vermehrten Fehlentscheidungen führen.

Nach den Kriterien der Praktikabilität und der Unvoreingenommenheit
lassen sich die sechs Auswahlalternativen bzw. -zeitpunkte wie folgt
in einem Diagramm[1] veranschaulichen:

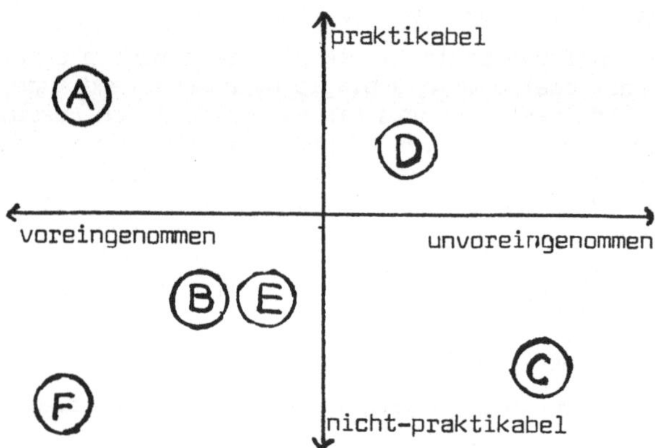

Abb.(1)

---

1 Bei Durchsicht der Arbeit fiel dem Verfasser auf, daß das Diagramm
  Intervallskalenniveau suggeriert, was jedoch bei einer sorgfältigen
  Analyse des Objektbereichs nicht gerechtfertigt ist. Die Alternativen lassen sich bestenfalls in eine Rangreihe bringen: 1.) D 2.) C
  3.) E 4.) B 5.) A 6.) F.

2.   Varianzanalyse

Standen bisher allgemeine Probleme des Messens bzw. der statistischen
Analyse in der Psychologie im Vordergrund, so wenden wir uns jetzt
dem speziellen Verfahren der Varianzanalyse zu.
Hier gilt es zunächst den Begriff 'Varianzanalyse' zu klären. Bevor
dann auf die mathematisch—statistischen Eigenschaften der zur Debatte
stehenden Verfahren näher eingegangen wird, sollen - zumindest in gro-
ben Zügen - die wissenschaftsgeschichtlichen und - theoretischen Tra-
ditionen aufgezeigt werden, in denen die verschiedenen varianzanalytischen Verfahren stehen.
Dies ist notwendig, um aufzuzeigen, daß die Ausarbeitung bestimmter
statistischer Verfahren - hier der Varianzanalyse - und ihre Anwendung
in einer bestimmten Wissenschaft - hier Psychologie - nicht "Akte der
Ideierung (Scheler 1928:61)" sind, sondern konkreten gesellschaftlichen und wissenschaftsimmanenten Notwendigkeiten entspringen. Erst vor
diesem Hintergrund ist es u.E. zulässig, sich als Sozialwissenschaft-
ler ausführlich auch mit technischen Einzelheiten mathematisch-statistischer Erkenntnismethoden zu beschäftigen.

2.1.   Bestimmung des Begriffs 'Varianzanalyse'

Als erste vorläufige Definition mag gelten: Varianzanalyse = "Multi-
sample test for identical populations, sensitive to unequal locations
(Bradley 1968:129)."
Der Begriff 'Varianzanalyse' wurde 1918 von R.A. Fisher erstmals erwähnt (Bortz 1979:296); 1925 folgten erste ausführliche Beschreibungen
varianzanalytischer Techniken in Fishers grundlegendem Werk <u>Statistical</u>
<u>Methods</u> <u>for</u> <u>Research</u> <u>Workers</u>. Die Geschichte varianzanalytischer Metho-
den zeigt deutlich einen engen Zusammenhang zwischen mathematisch-sta-
tistischen Überlegungen und Anwendungsmöglichkeiten. Bereits aus einigen wenigen biographischen Einzelheiten wird deutlich, daß Fisher
selbst immer den engen Zusammenhang zwischen Untersuchungsaufbau und
und statistischer Analyse gesehen hat.

> Exkurs: Zwar hatte Fisher an verschiedenen Colleges reine und ange-
> wandte Mathematik, Optik und mathematische Physik studiert, sein
> Hauptinteresse galt jedoch frühzeitig der angewandten Statistik.
> 1919 schlug er eine primär theoretisch ausgerichtete Stelle am Uni-
> versity College London zugunsten einer Stelle in Rothamstead aus,
> wo im Schwerpunkt Agrarwissenschaften gelehrt wurden. Dort war er
> an Studien beteiligt, die sich mit Pflanzengenetik beschäftigten
> (Kendall 1963). Sämtliche Beispiele zur Durchführung varianzanaly-
> tischer Methoden in Fishers <u>Statistical</u> <u>Methods</u> (1925) stammen aus
> der Landwirtschaft. Für Fisher selbst ist die Varianzanalyse "mere-
> ly a way of arranging the arithmetic" (Yates 1951). Seine nächste
> größere Veröffentlichung galt dem <u>Design</u> <u>of</u> <u>Experiments</u> (1935).

Fisher hat seine 'Art Zahlen zu arrangieren' entwickelt, um bestimmte
Untersuchungen statistisch exakt bearbeiten zu können. Es hatte die
Notwendigkeit bestanden, für bestimmte immanente Probleme einer Wissenschaft, die wiederum auf bestimmte gesellschaftliche Notwendigkeiten
zurückgingen, eine adäquate analytische Methode zu entwickeln.
Die Entwicklung der Varianzanalyse ihrerseits hatte großen Einfluß
auf die Entwicklung detaillierter Untersuchungstechniken, da sich
früh herausstellte, daß die Varianzanalyse auch für viele andere Fragestellungen als den einfachen Mittelwertsvergleich mehrerer Stichproben
anwendbar ist.(Yates 1951).
Die hier aufgezeigte enge Verbindung zwischen statistischem Auswertungsverfahren und Untersuchungsaufbau hat, besonders im deutschen Sprach-
raum dazu geführt, daß häufig von varianzanalytischen Untersuchungs-
plänen gesprochen wird. Konsequenterweise werden dann auch alle Verfah-

ren, die auf varianzanalytische Untersuchungpläne angewendet werden
können, als 'Varianzanalyse' bezeichnet. Diese Begrifflichkeit hat
sich in jüngster Zeit in anwendungsorientierten Veröffentlichungen
durchgesetzt (Marascuilo/McSweeney 1978:261)(Bortz 1979:347) und findet auch im Titel dieser Arbeit ihren Niederschlag.
Unter Varianzanalyse werden fürderhin Rechenoperationen verstanden, die
die Unterschiedlichkeit der Einflüsse einer (oder mehrerer)(unabhängiger) Variablen in drei oder mehr Abstufungen auf eine (oder mehrere)
andere (abhängige) Variable statistisch einschätzen sollen.

2.2.   Wissenschaftsgeschichtliche und -theoretische Grundlagen der
         Varianzanalyse

Wissenschaftsgeschichtlich ist die Entstehung der Statistik als Wissenschaft, wie wir sie heute verstehen - und in ihrer Folge dann auch die
Varianzanalyse - unschwer der Entstehung des Positivismus zuzuordnen
(Wellek 1959). Zwischen 183o und 1842 erschien A. Comtes Cours de philosophie positive, 1843 J.S. Mills System of Logic, Ratioscinative and
Inductive, 1835 erscheint A. Quetelets Sur l'homme, etwas später 1868
sein Physique sociale.

Besonders deutlich wird die Enge der Beziehung zwischen statistischen
Methoden und Positivismus in einer Zusammenfassung, die Rubinštejn
von der Einstellung Comtes zur Psychologie gibt:

> "In seiner Klassifikation der Wissenschaften räumte Comte be-
> kanntlich der Psychologie keinen besonderen Raum ein. Seine ne-
> gative Einstellung zur Psychologie als selbständiger Disziplin
> war im Grunde gegen die introspektive, metaphysische Psychologie
> gerichtet, die zu seiner Zeit Cousin in Frankreich einführte.
> Auguste Comte setzte dieser Psychologie die These entgegen, daß
> die psychischen Prozesse nur insofern Objekt der Wissenschaft
> sein können, als wir sie von außen, durch objektive Beobachtun-
> gen feststellen und bestimmen und die außer ihnen liegenden Ur-
> sachen ihrer Entstehung und ihres Ablaufs aufdecken (1971:91)."

Diese Beschreibung der Comteschen Einstellung zur Psychologie führt
auf geradem Wege zum Behaviorismus amerikanischer bzw. zur Reflexolo-
gie russischer Prägung. Fanden naturwissenschaftliche Methoden auch
bereits Eingang in die Bewußtseinspsychologie Wundts (Eyferth 1976:3),
so war die mathematisch-statistische Absicherung von Forschungsergeb-
nissen erst möglich, als im Sinne Comtes erkannt worden war, daß
"Selbstbeobachtung ... nicht die Forderung, ausschließlich vorgefunde-
ne, materielle Objekte als Basis wissenschaftlicher Einsicht zu akzep-
tieren /erfüllt/ (Eyferth 1976:6)".

In der Zeit um die Jahrhundertwende bis ca. 192o entstanden viele für
die Psychologie bedeutende Analyseverfahren, etwa Gossets t-Test und
Spearmans Grundform der Faktorenanalyse. Obwohl manche dieser Verfahren sogar in Zusammenarbeit mit Psychologen und Biologen entstanden
- z.B. Spearmans faktorenanalytisches Grundkonzept 19o9 (Wellek 1964) -
wurden sie erst zu einem sehr viel späteren Zeitpunkt für die Psychologie wirklich bedeutend.

Erst nachdem Neo-Positivismus und Dialektischer Materialismus zu den
bedeutendsten philosophischen Grundströmungen geworden waren, kam es
zum Durchbruch statistischer Methoden in der Psychologie. Für beide
- philosophie-geschichtlich verwandten - Denkrichtungen ist mathema-

tisch-statistische Absicherung von Erkenntnissen unabdingbar, wenn
auch mit einem unterschiedlichen Erkenntniswert behaftet.[1]

Für den Neo-Positivismus vollzieht sich Erkenntnis in Aussagen über Objekte. Entscheidend ist, ob diese Aussagen als 'wahr' oder 'falsch'
klassifizierbar sind. Nur "intersubjektive Sätze, d.h. solche, die jedem nachprüfbar sind, können wahr sein. Aussagen über Nicht-Beobachtba-
res sind sinnlos. Stets werden Hypothesen die induktive Faktensuche
leiten (Eyferth 1976:7)". Weiter schreibt Eyferth:

> "Der Neo-Positivismus hatte erheblichen Einfluß auf die psycholo-
> gische Forschung: Er eröffnete erneut die Möglichkeit zu über-
> prüfbaren Hypothesen über die Verarbeitung von Reiz und Reaktion
> im Organismus. Der strikte Behaviorismus hätte z.B. jede Annahme
> über Lernantriebe verboten, da diese nicht beobachtbar sind.
> Solche Annahmen sind aber neo-positivistisch zulässig, wenn nur
> gesichert ist, daß sie auf ihren Wahrheitsgehalt zu prüfen sind.
> Dies ist erfüllt, falls die entsprechenden Hypothesen für jeden
> nachprüfbar formuliert sind. In der Psychologie wurde aus dem
> Neo-Positivismus der 'Operationalismus', welcher fordert, daß je-
> des theoretische Konzept durch Angabe der erforderlichen Meßope-
> rationen eindeutig definiert ist. Der Lernantrieb ist demnach
> als wissenschaftliche Annahme legitimiert, wenn seine Messung
> operationalisiert und damit überprüfbar geworden ist (1976:7/8)."

Bereits aus dieser kurzen Schilderung des Einflusses des Neo-Positivismus auf die Psychologie wird deutlich, warum von etwa 1930[2] an die Statistik in der Psychologie immer größeren Einfluß gewann:

1) Hypothesen mußten exakt formuliert werden. Dies ist nur in der Sprache der Mathematik möglich;

2) Hypothesen mußten überprüfbar gemacht werden. Da eine Entscheidung
   - wahr oder falsch - direkte Messung voraussetzt (Kant 1786), die
   in der Psychologie nur selten möglich ist[3], lassen sich Entscheidungen über psychologische Hypothesen am ehesten anhand von Wahrschein-

---

1 In der Psychologie ist der Zusammenhang von Philosophiegeschichte
  und Entwicklungsstand der Einzelwissenschaft besonders deutlich. In
  anderen Sozialwissenschaften ließe sich vermutlich ein ähnlicher Zusammenhang aufzeigen. In den Geisteswissenschaften (Linguistik, Li-
  teraturwissenschaft etc.) ist das logisch-mathematische Paradigma
  bisher nur sporadisch anzutreffen (Lehfeldt/Altmann unv.)(Boehnke
  1975)(Wellek/Warren 1949)(Strelka/Hinderer 1970).

2 Die Jahresangabe bezieht sich auf die amerikanische Psychologie; in
  der deutschen Psychologie ist dieselbe Entwicklung etwa 20-25 Jahre
  später zu beobachten.

3 Die Aussage: "Dieser Turm ist 50m hoch " läßt sich durch direkte
  Messung verifizieren oder falsifizieren; bei der Aussage: "Dieser
  Mensch ist psychisch krank" ist direkte Messung nicht oder zumindest
  noch nicht möglich. Eine Entscheidung ist - wenn überhaupt - nur
  nach Wahrscheinlichkeitskriterien möglich.

lichkeitsaussagen treffen.

Zusammenfassend kann man sagen, für Neo-Positivismus bzw. Operationalismus dient die Statistik zur Überprüfung des Wahrheitsgehalts inter-
subjektiver Sätze. Im Dialektischen Materialismus spielt sie Statistik
von ihrer erkenntnistheoretischen Standortbestimmung her eine andere
Rolle: Statistik ist ein Hilfsmittel des Menschen zu einer immer ad-
äquateren Widerspiegelung der objektiven Realität, also seiner konkreten Lebenssituation. Über den Charakter der Statistik selbst schreiben
Klaus/Buhr:

> "Der sowohl für die beschreibende als auch für die theoretische
> Statistik grundlegende Begriff ist der des Zufalls, der zugleich
> die Verbindung zwischen Statistik und Erkenntnistheorie her-
> stellt. Wenn es, wie der Dialektische Materialismus lehrt, in
> allen Bereichen der Wirklichkeit eine dialektische Einheit von
> Notwendigkeit und Zufall gibt, so muß die Statistik - die gewis-
> sermaßen die mathematisierte Form der Lehre von den Beziehungen
> zwischen Notwendigkeit und Zufall ist - für die Beschreibung al-
> ler Aspekte der objektiven Realität von Bedeutung sein... Die
> objektive Dialektik von Notwendigkeit und Zufall räumt statisti-
> schen Methoden einen zentralen Platz in der wissenschaftlichen
> Forschung ein, so daß der statistische Aspekt nur in der Abstrak-
> tion und unter besonderen Bedingungen beiseite gelassen werden
> kann. Allgemein gilt, daß die Statistik eine mit mathematischen
> Methoden arbeitende Lehre von der Dialektik von Notwendigkeit
> und Zufall ist (1972:1o42/1o43)."

Exemplarisch kann der Vormarsch statistischer Methoden in der Psychologie auch anhand der Varianzanalyse belegt werden. 1925 war sie, wie
gesagt, von R.A. Fisher beschrieben worden, aber erst etwa 1937 fand
sie Eingang in die psychologische Forschung (Garett/Zubin 1943:233).[1]
Erst zu diesem Zeitpunkt war die 'Nachfrage' nach hypothesenüberprüfen-
den Verfahren - im Gefolge des Neo-Positivismus bzw. Neobehaviorismus -
so groß geworden, daß alle bereits bekannten Verfahren in der Psychologie auch wirklich genutzt wurden. Mit der Übernahme von Verfahren
in die Psychologie, die Annahmen über Meßniveau und Merkmalsverteilungen machten, kam es sofort zu - oftmals rein emotional geführten- Auseinandersetzungen (s. Kapitel O.) über die Gültigkeit dieser Annahmen.
Im Verlauf dieser Diskussion wurden sehr bald Verfahren vorgestellt,
die weniger Annahmen machen: non-parametrische Verfahren. Mit ihnen
konnten z.B. auch intersubjektive Sätze überprüft werden, deren Aussagen sich der metrischen Skalierbarkeit entziehen.

---

1 Noch 1934 wurde in Großbritannien ein Buch General Experimental Psychology (Bills 1934) mit einem ausführlichen statistischen Kapitel
veröffentlicht, in dem die Varianzanalyse unerwähnt bleibt.

Bereits 1937 wurde das erste non-parametrische varianzanalytische
Verfahren vorgestellt, der Friedman-Test (Friedman 1937). Diese Test
fand umgehend Eingang in die pädagogische und psychologische Forschung (Schultz 1945). Der Friedman-Test kann als Analogie der parametrischen zweifaktoriellen Varianzanalyse eingesetzt werden, kommt
aber meistens als Methode zur Analyse von einfaktoriellen Meßwiederho-
lungsuntersuchungen zur Anwendung.

Non-parametrische Verfahren für einfache (einfaktorielle) Fragestellungen wurden etwa ab 1950 entwickelt (Savage 1962). Das bekannteste
Verfahren dieser Art ist der Kruskal-Wallis-H-Test (Kruskal/Wallis
1952).

Ein entscheidender Impuls für die Weiterentwicklung statistischer Verfahren jeglicher Art ging von Veröffentlichungen aus, die Informatik
und Kybernetik begründeten:

Shannon (1949) _A Mathematical Theory of Communication_ und Wiener (1948)
Cybernetics. Beide Werke beeinflußten sowohl Neo-Positivisten als auch
Dialektische Materialisten und hatten größeren Einfluß auf psychologische Forschungsmethoden. Quasi-kybernetische Schule der Psychologie
ist der bereits erwähnte 'Operationalismus':

> "Das Grundpostulat des Operationalismus ist eng mit einem Postu-
> lat der Kybernetik verbunden, nämlich, daß letzendlich nur solche
> Begriffe usw. zulässig sind, für die es möglich ist, eine tech-
> nische Realisierung in einem (und sei es zunächst auch nur ge-
> dachten) Modell angeben... die methodologischen Prinzipien des
> Operationalismus hängen auch eng mit der Methode der input-
> output-Analyse der Kybernetik zusammen... (Klaus/Buhr 1972:809)."

Die Postulate der Kybernetik wiederum sind primär mathematisch-stati-
stisch. Es bestand somit die Notwendigkeit angemessene statistische
Verfahren zu entwickeln.

Angemessene statistische Verfahren bedeutete für die Psychologie oft
Verfahren für Daten auf nicht-metrischem Skalenniveau oder für Merkmale,
über deren Verteilungseigenschaften keine Annahmen möglich sind. Auf
diesem Gebiet setzte in den 5oer Jahren geradezu ein Boom ein (Savage
1962). Nicht zuletzt war dies auf eine Veröffentlichung von Pitman
(1948) _Notes on non-parametric statistical inference_ zurückzuführen,
die es mit der Einführung des Begriffs der asymptotischen relativen
Effizienz (are) erstmals ermöglichte, einen exakten Gütevergleich zwischen non-parametrischen und parametrischen Verfahren durchzuführen.
Hierbei stellte sich heraus, daß viele non-parametrische Verfahren nur
eine geringfügig niedrigere Teststärke haben als analoge parametrische
Verfahren. Diese neue Erkenntnis war sozusagen der Startschuß für die
Entwicklung einer Vielzahl z.T. auch recht skuriler non-parametrischer

Verfahren (Savage 1962).

In den letzten 25 Jahren haben sowohl parametrische als auch non-parametrische Varianzanalyse Eingang in alle bedeutenden Psychologien gefunden. Ein zusammenfassendes Werk zur parametrischen Varianzanalyse ist mit dem Buch Scheffés (1957) _Analysis of Variance_ bereits erschienen. Zur non-parametrischen Varianzanalyse steht ein solches Buch noch aus. Gründe hierfür sind darin zu suchen, daß es den Konzepten der non-parametrischen Varianzanalyse an Universalität mangelt: Fragestellungen unterschiedlicher Komplexität müssen mit Verfahren bearbeitet werden, die jeweils von geringfügig unterschiedlichen Grundkonzepten ausgehen. Die Verallgemeinerung eines non-parametrischen Verfahrens auf alle denkbaren Untersuchungsanordnungen fehlt noch.

> "The development of rank-order procedures for more complex designs and for the analysis of multivariate data has been a unified process only at the level of abstract theory... Explicit analytic techniques have been developed largely on a piecemeal basis, e.g., a split-plot analysis for ranks ..., a multivariate Friedman test..., and a multivariate Kruskal-Wallis test ..., and have not been presented in a unified fashion to potential users. The fact that new developments are physically scattered over a variety of journals and are conceptually disparate in approach makes it difficult for the practitioner to become aware of them or to choose meaningfully among them. Moreover, some analytic issues, such as interaction in a multi-factor design, are handled very awkwardly by rank order procedures (McSweeney/Katz 1978: 1o28)."

Außerdem kommt bei non-parametrischen Verfahren der Nachteil hinzu, daß der Rechenaufwand mit der Komplexität der zu bearbeitenden Fragestellungen überproportional wächst; Verfahren, die zunächst wesentlich einfacher durchzuführen sind als z.B. die einfache einfaktorielle Varianzanalyse, werden schnell ausgesprochen kompliziert.

Hiermit sei die wissenschaftsgeschichtliche und -theoretische Betrachtung der Varianzanalyse zunächst abgeschlossen; einige Aspekte werden am Schluß der Arbeit noch einmal aufgenommen. Wenden wir uns nun der rechnerischen Durchführung der parametrischen Varianzanalyse (F-Test) und der non-parametrischen (Kruskal-Wallis-H-Test) zu.

2.3.   Arbeitsweise der parametrischen Varianzanalyse

"Die einfaktorielle Varianzanalyse ist ein Verfahren zur Analyse
von Versuchsplänen, in denen der Einfluß einer unabhängigen Variablen (Faktor) auf eine abhängige Variable untersucht werden
soll. Die unabhängige Variable tritt hier in mehr als zwei (allgemein k) Stufen auf, und jeweils eine Versuchsgruppe arbeitet
unter einer dieser k Bedingungen (treatments). Bei den k Gruppen
handelt es sich um unabhängige Zufallsstichproben, was z.B. dann
der Fall ist, wenn die Gesamtzahl der vorhandenen Versuchspersonen per Zufall auf die k experimentellen Bedingungen aufgeteilt
wurde.
Im Rahmen der Varianzanalyse soll nun untersucht werden, ob zwischen den Mittelwerten der k Gruppen in der abhängigen Variablen
ein signifikanter Unterschied besteht (Diehl 1978:1)."

Die Frage wird auf indirektem Wege entschieden, indem die Streuung bzw.
Varianz der k Stichprobenmittelwerte[1] mit der Varianz innerhalb der k
Stichproben in Beziehung gesetzt wird. Grundidee ist, daß die Unterschiedlichkeit der k Mittelwerte - also zwischen den Stichproben - auf
Einflüsse des Treatments zurückzuführen ist, während die Unterschiedlichkeit der Werte innerhalb einer Stichprobe auf andere Einflüsse zurückzuführen sein muß. Die Quantifizierung der Einflüsse des Treatments und der Störvariablen wird als Quadratsummenzerlegung bezeichnet.
Der Einfluß des Treatments ist in der parametrischen Varianzanalyse definiert als Summe der quadrierten Abweichungen der Stichprobenmittelwerte vom Gesamtmittel über alle Versuchspersonen:

Gleichung (1) $$QS_{treat} = \sum_{j=1}^{k} (\overline{A}_j - \overline{G})^2 \cdot n_j$$

Die Unterschiedlichkeit, die nicht auf das Treatment zurückzuführen
ist, ist definiert als:

Gleichung (2) $$QS_{error} = \sum_{i=1}^{n} \sum_{j=1}^{k} (x_{ij} - \overline{A}_j)^2$$

Summe der quadrierten Abweichungen der einzelnen Werte vom Mittelwert
der jeweiligen Stichprobe. "Die Zerlegung der totalen Quadratsumme in
die Treatmentquadratsumme und die Fehlerquadratsumme ... ist an keinerlei Voraussetzungen gebunden (Bortz 1979:344)", sofern man berücksich-

---

1 Als Stichprobe wird hier jede einzelne der k Stichproben verstanden;
  deren Umfang wird mit n_j bezeichnet. Im Gegensatz dazu wird der Umfang der Gesamtstichprobe (= alle k Einzelstichproben) mit N angegeben.

tigt, daß zur Berechnung von Varianzen bzw. Quadratsummen mindestens
Intervallskalenniveau der Daten vorliegen muß.

Eine Entscheidung über die Bedeutsamkeit von Mittelwertsunterschieden
ist im Gegensatz zur Quadratsummenzerlegung an mehrere Voraussetzungen
gebunden. Im Prinzip wird dann von einem bedeutsamen Mittelwertsunter-
schied gesprochen, wenn die Varianz der k Stcihprobenmittelwerte entscheidend größer ist als die Varianz der einzelnen Meßwerte innerhalb
der k Stichproben. Um eine mathematisch exakte Signifikanzentscheidung
treffen zu können, wird aus der Treatmentvarianz und der Errorvarianz
ein Quotient gebildet, der sogenannte F-Bruch.[1] Der Zähler des F-Bruchs
ist der Quotient aus Treatmentquadratsumme und Zahl der Stichproben
(k) minus 1 (= erwartungstreue Schätzung der Treatmentvarianz in der
Population); der Nenner des F-Bruchs ist der Quotient aus Errorqua-
dratsumme und Zahl aller Versuchspersonen (N) minus Zahl der Treatments
(k) (= erwartungstreue Schätzung der Errorvarianz in der Population).
Der so berechnete F-Wert läßt sich über die F-Verteilung auf Signifikanz überprüfen. Die F-Verteilung ist eine Verteilung des "Quotienten
zweier voneinander unabhängiger Varianzschätzungen (Bortz 1979:533)"
für verschiedene Stichprobenumfänge mit der Formel:

---

1 Es läßt sich zeigen (Bortz 1979)(Scheffé 1957), daß bei Gültigkeit
  der H_0 und der mathematischen Voraussetzungen (s.u.) sowohl der Ausdruck

$$\frac{\sum_{j=1}^{k} (\overline{A}_j - \overline{G})^2 \cdot n_j}{k - 1}$$

als auch der Ausdruck

$$\frac{\sum_{i=1}^{n} \sum_{j=1}^{k} (x_{ij} - \overline{A}_j)^2}{N - k}$$

erwartungstreue Schätzungen der Fehlervarianz in der Population sind.
Bei Gültigkeit der H_0 wird für den F-Bruch ein Wert von 1 erwartet.
Weicht der empirische F-Wert signifikant von 1 ab, ist der Schluß er-
laubt, daß die Treatmentvarianzschätzung keine erwartungstreue Schätzung der Fehlervarianz in der Population darstellt, und daß somit
noch andere als Fehlereinflüsse auf die Gesamtunterschiedlichkeit der
Werte x_{ij} gewirkt haben müssen.

$$\text{Gleichung (3)} \quad \psi\, F = \frac{\left(\dfrac{df_1 + df_2 - 2}{2}\right)! \cdot F^{\frac{df_1 - 2}{2}} \cdot df_1^{\frac{df_1}{2}} \cdot df_2^{\frac{df_2}{2}}}{\left(\dfrac{df_1 - 2}{2}\right)! \cdot \left(\dfrac{df_2 - 2}{2}\right)! \cdot \left(df_1 + df_2\, F\right)^{\frac{df_1 + df_2}{2}}}$$

Hierin bedeuten: df_1: Freiheitsgrade der Treatmentvarianz

df_2: Freiheitsgrade der Errorvarianz,

wobei unter Freiheitsgraden "die Anzahl der unabhängigen Informationen, auf denen die Varianzschätzung beruht (Leiser 1978b:269)" verstanden wird.

Damit der F-Wert tatsächlich anhand von Gleichung (3) auf Signifikanz überprüft werden kann, müssen drei Voraussetzungen erfüllt sein:

"1) Die Fehlerkomponenten /(= Abweichungen eines einzelnen Meßwerts vom Gruppenmittelwert)/ müssen in den Grundgesamtheiten, denen die Stichproben entnommen wurden, normalverteilt sein.
2) Die Varianzen der Fehlerkomponenten müssen in den Grundgesamtheiten, denen die Stichproben entnommen wurden, gleich sein.
3) Die Fehlerkomponenten müssen (innerhalb einer und zwischen mehreren Stichproben) unabhängig sein, d.h. Treatmenteffekte und Fehlereffekte müssen additiv sein (Bortz 1979:344)."

2.4.   Die Arbeitsweise der non-parametrischen Varianzanalyse
         (Kruskal-Wallis-H-Test)

Die non-parametrische Varianzanalyse unterscheidet sich von der parametrischen nur sehr bedingt. Wenn sich auch die Formel des Kruskal-Wallis-Tests

$$\text{Gleichung (4)} \quad H = \frac{12}{N\,(\,N + 1\,)} \sum_{j=1}^{k} \frac{R_j^2}{n_j} + 3\,(\,N + 1\,)$$

auf den ersten Blick grundlegend von der Formel für den F-Test unterscheidet, so sind beide Verfahren in der Grundüberlegung sehr verwandt.

> "Essentially, the rationale underlying the Kruskal-Wallis-test of
> group differences is that of comparing between group rank vari-
> ance to within group rank variance. The comparison is completely
> analogous to that which, in classical statistics produced an F
> statistic (Keith/Cooper 1974:365)."

Die mathematische Verwandtheit von F- und H-Test soll hier nicht weiter
belegt werden, vgl. hierzu Silversten (1974).

In der Durchführung beider Verfahren gibt es selbstverständlich größere
Unterschiede. Zunächst nutzt die non-parametrischen Varianzanalyse vom
vorliegenden Datenmaterial nur ordinale Information; sie ist also primär auf originäre Rangdaten zugeschnitten[1]. Da originäre Rangdaten in
der Psychologie nur gelegentlich vorkommen, liegt unter Gesichtspunkten
der Skalendignität die Hauptanwendungsmöglichkeit der non-parametrischen Varianzanalyse im Bereich zwischen Ordinal- und Intervallskalenniveau. Vielfach wird die non-parametrische Varianzanalyse auf Daten
angewendet, die auf der Basis von Rating-Skalen gewonnen wurden. Rating-
-Skalen, aber auch z.B. die verwandte Schulnoten-Skala sind in ihrer
Dignität umstritten (s.o.)(Volkamer 1978), die Anwendung von Verfahren,
die nur Ordinaldaten verlangen, scheint oft sicherer. Prinzipiell möglich ist die Anwendung der non-parametrischen Varianzanalyse auch bei
Vorliegen intervallskalierter Daten. In diesem Fall, wie auch schon
beim Vorliegen von Rating-Skalen-Daten, ist vor der Durchführung jedoch
eine Umwandlung in Rangdaten notwendig.

Für den Anwendungsbereich der non-parametrischen Varianzanalyse kann
Diehls (1978:1) Beschreibung der parametrischen Varianzanalyse uneingeschränkt stehen bleiben. Die Nullhypothesen beider Verfahren unterscheiden sich jedoch geringfügig:

---

1 Originäre Rangdaten liegen z.B. bei Ergebnissen von Sportturnieren
  (Reiten, Badminton, Schach etc.) vor; vgl. hierzu z.B. Boehnke (1979).

Lautet die H_o des F-Tests: alle gezogenen Stichproben entstammen Populationen derselben zentralen Tendenz, so lautet die H_o des H-Tests: alle gezogenen Stichproben entstammen Populationen mit gleichen Verteilungscharakteristika. Der H-Test ist somit ein Omnibus-Test (Lienert 1973:64). Als Arbeitsgrundlage mag - zunächst - folgende Analogieannahme gelten:

> "... the Kruskal-Wallis-test is not too sensitive to differences in spread and form, but is most sensitive to differences in centers. For this reason rejection of H_o via the H statistic is almost certain to be equivalent to differences in mean, median, center or some other measure of shift (Marascuilo/McSweeney 1977: 3o5)."

Der nach Gleichung (4) berechnete H-Wert wird nach der H-Verteilung auf Signifikanz überprüft. Da eine Formel dieser diskreten Verteilung bisher nicht vorliegt, erfolgt die Signifikanzentscheidung auf kombinatorischem Wege. Unter der Nullhypothese wird davon ausgegangen, daß alle Rangverteilungen gleich wahrscheinlich sind. Für alle möglichen Rangkombinationen wird nun nach Gleichung (4) ein H-Wert berechnet, ein dem nominalen Alpha-Niveau entsprechender Prozentsatz wird von der Verteilung dieser Werte abgeschnitten, der niedrigste der solchermaßen abgeschnittenen H-Werte ist der kritische Wert und geht in die Tabelle ein.

Exakte Wahrscheinlichkeitstabellen, die auf diese Art erstellt wurden, liegen jedoch nur für Stichproben vom Umfang k = 3 und $n_j \leq 5$ vor. Neuerdings gibt es auch einige weitere Berechnungen (z.B. Chow/Dickinson/Champagne 1974), da sie jedoch noch keinerlei Verbreitung gefunden haben, seien sie hier nur kurz am Rande erwähnt. Bei größeren Stichproben besteht bisher nur die Möglichkeit anhand der χ^2-Verteilung bei k-1 Freiheitsgraden zu entscheiden[1].

Damit ein errechneter H-Wert auch tatsächlich anhand der exakten H- bzw. χ^2-Tabelle auf Signifikanz überprüft werden kann, müssen, ebenso wie beim F-Test, einige Voraussetzungen erfüllt sein:

> "1) Die N Merkmalsträger /müssen/ zufallsmäßig und wechselseitig unabhängig aus einer definierten Population von Merkmalsträgern entnommen und nach einem Zufallsprozeß den k Behandlungen zugeteilt worden sein.
> 2) Die k Behandlungen /dürfen/ nur die Zentraltendenzen, nicht die Formen der Verteilungen beeinflussen (Homomeritätsforderung).
> 3) Das Merkmal /soll/ möglichst stetig verteilt sein (Lienert 1973:268)."

---

[1] Die Eignung der χ^2-Verteilung als Approximation der H-Verteilung wird bei Kruskal/Wallis (1952) belegt. Zur Problematik dieser Approximation vgl. Gabriel/Lachenbruch (1969) und Iman/Davenport (1976).

3.   Gütevergleich von F-Test und H-Test

Nach dieser kurzen Darstellung der Grundüberlegungen von F- und H-Test
sollen beide Verfahren ausführlich evaluiert werden. Hierzu dient zunächst eine Untersuchung der Güte beider Verfahren bei Stichprobenumfängen von $k = 3 \Rightarrow 5$ und $n_j = 3 \Rightarrow 25o$. Es sollen berechnet werden:
α_H und $\dfrac{(1 - \beta_H)}{(1 - \beta_F)}$, wobei unter α_H die empirische Zahl der falschen

Entscheidungen des H-Tests bei Gültigkeit der H_o, unter $(1 - \beta_H)$ die
empirische Zahl der richtigen Entscheidungen des H-Tests bei Gültigkeit der H_1 und unter $(1 - \beta_F)$ die empirische Zahl der richtigen
Entscheidungen des F-Tests bei Gültigkeit der H_1 verstanden wird.
Der Gütevergleich wird anhand einer Monte-Carlo-Studie an Daten vorgenommen, die parametrischen und non-parametrischen Anforderungen
(Voraussetzungen) genügen. Hierzu gibt es bisher noch keinerlei Untersuchungen (Büning/Trenkler 1978: 2o7). Die Folgen von Voraussetzungsverletzungen werden später anhand der vorliegenden Literatur sowie
kleinerer Simulationen ausführlich diskutiert.

3.1.   Grundüberlegungen einer Monte-Carlo-Studie

> "Die Monte-Carlo-Methode ist ein stochastisches Rechenverfahren
> für mathematische Funktionen von mehreren Veränderlichen, bei
> dem die Funktionswerte nicht an einem systematisch, z.B. gleich-
> abständig aufgebauten Punktgitter berechnet werden, sondern an
> einzelnen, als Zufallszahlen 'durch Würfeln' gewonnenen Punkten.
> Die Monte-Carlo-Methode gestattet in geeigneten Fällen, besonders
> bei sehr vielen Veränderlichen, die Zahl der erforderlichen Re-
> chenpunkte in erträglichen Grenzen zu halten. Sie vermeidet, Pe-
> riodizitäten oder andere Besonderheiten vorzutäuschen, die durch
> systematische Wahl der Ausgangspunkte entstehen könnten (Brock-
> haus 1966-1976/12:764)."

> "Das Prinzip der Monte-Carlo-Methode ist mathematisch begründet
> durch das 'Gesetz der großen Zahlen', das erkenntnistheoretisch
> die Tatsache beinhaltet, daß sich bei Massenerscheinungen zufällige
> Schwankungen ausmitteln (Gellert/Kästner/Neuber 1978:189/19o)."

Die Vorgehensweise einer Monte-Carlo-Untersuchung kann wie folgt be-

schrieben werden:

> "1. Angabe eines dem vorliegenden Problem angepaßten stochasti-
>   schen Modells.
> 2. Durchführung von zufälligen Experimenten ... anhand dieses Mo-
>   dells - sog. Simulation -, etwa unter direkter Benutzung des
>   Modells als Zufallsmechanismus (wie z.B. ein Spielwürfel)
>   oder mit Hilfe von Zufallszahlen, insbesondere unter Einsatz
>   von Rechenautomaten.
> 3. Auswertung der Ergebnisse der zufälligen Experimente, indem
>   man daraus bestimmte, auf das vorliegende Problem und dessen
>   Modell bezogene statistische Parameter schätzt ... Solche Pa-
>   rameter sind z.B. Wahrscheinlichkeiten eines Ereignisses und
>   Erwartungswerte, deren Schätzung durch Angabe der relativen
>   Häufigkeit des betrachteten Ereignisses bzw. durch das arith-
>   metische Mittel ... aus dem Simulationsergebnis erhalten wer-
>   den kann.
> 4. Interpretation des erhaltenen Schätzwertes ... als Lösung des
>   vorliegenden mathematischen Problems (Müller 1975:173)."

Exkurs: Zur Erzeugung von Zufallszahlen

Weiter führt Müller aus: "Kernstück einer Monte-Carlo-Untersuchung

ist also das wiederholte Berechnen bestimmter Größen anhand von Zu-

fallszahlen (1975:174)." Zum Verständnis des Begriffs 'Zufallszahl'

muß man sich zunächst über die Bedeutung des Zufalls klarwerden:

> "Der Zufall ist unabhängig vom Willen und Bewußtsein des Men-
> schen. Ein Ereignis heißt zufällig, wenn es nicht mit innerer
> Notwendigkeit aus einer gegebenen Gesamtheit von Bedingungen
> folgt, wenn es so, aber auch anders hätte kommen können. Dies
> bedeutet nicht, daß ein zufälliges Ereignis nicht kausal be-
> dingt sei. Die universelle Gültigkeit des Kausalprinzips er-
> streckt sich vielmehr auch auf zufällige Ereignisse (Klaus/
> Buhr 1972:118o)."

In der Praxis der Monte-Carlo-Untersuchungen unterscheidet man zwi-

schen Pseudozufallszahlen und echten Zufallszahlen. Pseudozufalls-

zahlen nennt man Zahlen, die "durch möglichst unsystematisch ge-

führte Rechenprozesse (Brockhaus 1966-1976/12:764)" erzeugt worden
sind. Dies könnte, wenn nur eine geringe Menge von Zufallszahlen benötigt wird, nach der Quadratmittenmethode etwa wie folgt aussehen:
Eine gradziffrige Ausgangszahl, die bei EDV-Anlagen z.B. durch die
Eingabezeit determiniert wird, wird festgelegt; die Zahl, sie sei
in unserem Beispiel vierstellig, wird quadriert; die mittleren vier
Ziffern der quadrierten Ausgangszahl bilden die neue Zufallszahl.
Ggf. wird vorne mit 'Null' aufgefüllt, um wieder Gradziffrigkeit zu
erreichen. In diesem Prozeß wird beliebig lange fortgefahren. Je
mehr Ziffern die Ausgangszahl hat, desto länger kann der Prozeß
fortgesetzt werden, ohne daß die Reihe zyklisch wird.
Beispiel:

$$1625^2 = \underline{0}264\underline{0}625$$
$$6406^2 = 41036836$$
$$0368^2 = 135424$$
$$3542^2 = 12545764$$
$$5457^2 = 29778849$$
$$7788^2 = 60652944$$

etc.

Die erzeugten Zahlen gelten, wenn nur einige tausend Zufallszahlen
benötigt werden, als ausreichend zufällig (Šreider 1962). Echte Zufallszahlen sind Zahlen, die nicht durch deterministische Algorith-
men sondern empirisch ermittelt worden sind. Eine zufällige Abfolge
zweier Zahlen ließe sich etwa durch Münzwurf bestimmen, die von
sechs Zahlen durch Würfel, von 37 Zahlen durch Roulette etc. Wird
eine große Anzahl von Zufallszahlen benötigt - 10^6 und mehr - so
bedient man sich der Beobachtung von als zufällig ablaufend bekannten physikalischen Prozessen. So zählt man etwa die nuklearen Zer-
fallteilchen, die in einer bestimmten Zeiteinheit ein Zählrohr pas-
siert haben. Häufig werden auch 'noise generators' benutzt, die die
Schwingungen verstärken und messen, die durch Bewegungen innerhalb
von Materie herrühren.
Bei der Untersuchung statistischer Probleme werden durchweg Pseudozufallszahlen benutzt.

3.2. Vorgehensweise im Rahmen dieser Arbeit

Zur Lösung der in dieser Arbeit anstehenden Probleme wurde folgende
Vorgehensweise gewählt:

Aus varianzhomogenen, normalverteilten Populationen, für die entweder
H_1 ($\mu_1 \neq \mu_2 \neq \ldots \neq \mu_n$) oder H_0 ($\mu_1 = \mu_2 = \ldots = \mu_n$) gilt, werden Stichproben unterschiedlichen Umfangs gezogen. Auf jede einzelne
Stichprobe wird sowohl der F-Test als auch der H-Test angewendet. Es
wird festgestellt, ob der jeweilige Test auf dem festgelegten (nominalen) Alpha-Niveau zugunsten der in der Population gültigen Hypothese
entschieden hat. Auf der Basis der Anteile richtiger Entscheidungen
werden Gütemaßzahlen berechnet.

Im folgenden seien die Lösungsschritte im einzelnen aufgelistet:

Für den Fall: H_1 gültig

1) k standardnormalverteilte und somit varianzhomogene, theoretisch
   unendliche Populationen von Zufallszahlen werden erzeugt.

2) Die Parameter μ und σ werden neu festgelegt (verändert).

   a) μ wird willkürlich festgelegt. In unserem Experiment wurden die
      Werte aus dem Beispiel für eine einfache einfaktorielle Varianz-
      analyse bei Bortz (1979:3oo) gewählt.

      $$\mu_1 = 2 \quad \mu_2 = 3 \quad \mu_3 = 7 \quad \mu_4 = 4 \quad (\mu_5 = 4)$$

   b) σ wurde so gewählt, daß der ß-Fehler Erwartungswert nach Cohen
      (1977)[1] unter Berücksichtigung der Umfänge der jeweils zu ziehen-
      den Stichprobe konstant bleibt. Der 'effect size'

$$\text{Gleichung (5a)} \qquad f = \frac{\sigma_m}{\sigma} \text{, wobei}$$

$$\text{Gleichung (5b)} \qquad \sigma_m = \sqrt{\frac{\sum_{j=1}^{k} (\bar{A}_j - \bar{\bar{G}})^2}{k}} \text{,}$$

der in Cohens Berechnungen eingeht, wurde dabei so gewählt, daß
er bei in der Psychologie gebräuchlichen Stichprobenumfängen
(n_j zwischen 2o und 3o) in dem von Cohen (1977:286) als solchem
definierten mittleren Bereich liegt.

---

1 Cohen (1977) definiert einen 'effect size' mit dem er spezifische Gegenhypothesen festlegt. Auf der Basis dieser spezifischen Gegenhypothesen berechnet er ß-Fehler-Erwartungswerte bzw. exakte Teststärke-
maße für bestimmte α und n.

Unter diesen Bedingungen ergaben sich folgende Populationen:

Tabelle (1)

Bei drei Treatmentstufen (k = 3) und den Populationsmittelwerten
$\mu_1 = 2$, $\mu_2 = 3$, $\mu_3 = 7$

Stichprobenumfang n_j	Populationsstreuung σ
3	2,021
4	2,564
5	3,000
6	3,378
8	4,017
11	4,816
31	8,367
51	10,801
250	24,013

Bei vier Treatmentstufen (k = 4) und den Populationsmittelwerten
$\mu_1 = 2$, $\mu_2 = 3$, $\mu_3 = 7$, $\mu_4 = 4$

Stichprobenumfang n_j	Populationsstreuung σ
3	1,855
4	2,313
5	2,684
6	3,005
8	3,557
11	4,251
31	7,347
51	9,477
250	21,183

Bei fünf Treatmentstufen (k = 5) und den Populationsmittelwerten
$\mu_1 = 2$, $\mu_2 = 3$, $\mu_3 = 7$, $\mu_4 = 4$, $\mu_5 = 4$

Stichprobenumfang n_j	Populationsstreuung σ
3	1,737
4	2,139
5	2,469
6	2,758
8	3,257
11	3,878
31	6,682
51	8,615
250	19,174

Die Ausrichtung der Streuung der verschiedenen Populationen an den
Umfängen der zu ziehenden Stichproben hat, neben dem Wunsch nach
Konstanz des ß-Fehler-Erwartungswerts (Cohen 1977), folgende Gründe:
Hielte man nicht den ß-Fehler-Erwartungswert sondern die Streuung
in der Population konstant, so hätte dies zur Folge, daß die Stichprobenstreuungen bei kleinen Stichproben sehr viel unterschiedlicher
wären als bei großen Stichproben (Standardfehler der Standardabwei-
chung (Bortz 1979:117)).

Wenn aber die Stichprobenstreuungen kleinerer Stichproben sehr viel
unterschiedlicher sind als die großer Stichproben, so hätte dies
wiederum die Folge, daß die Monte-Carlo-Schätzwerte für kleinere
Stichproben weniger reliabel/valide wären als für große Stichproben.
Dieser Unterschiedlichkeit an Reliabilität/Validität kann man auf
zweierlei Art entgehen:

a) Man adjustiert die Zahl der in der Monte-Carlo-Studie gezogenen
   Stichproben umgekehrt proportional zum Umfang der zu ziehenden
   Stichprobe;

b) Man adjustiert die Populationsstreuungen proportional zum Umfang
   der zu ziehenden Stichprobe.

Aus technischen Überlegungen und weil es für eine Ergebnisverallge-
meinerung sinnvoll erschien, den ß-Fehler-Erwartungswert - im Sinne
Cohens (1977), hier also quasi gleichzusetzen mit der spezifischen Alternativhypothese - konstant zu halten und nicht die Populationsstreuungen, wurde Variante b) gewählt.

3) Pro Stichprobenumfang $k \cdot n_j$ werden 1000 Stichproben gezogen.

4) Für jede Stichprobe wird ein F-Wert und ein H-Wert berechnet.

5) Die Zahl der richtigen Entscheidungen zugunsten der H_1 auf einem Alpha-Niveau von 5% wird für beide Verfahren festgestellt.

6) a) Die Zahl der richtigen Entscheidungen des F- und des H-Tests
      wird über alle Stichproben addiert und durch 9000 (Gesamtzahl der
      gezogenen Stichproben) geteilt. Man erhält so einen Index für die
      absolute Teststärke beider Verfahren bei verschiedenen Ausprägun-
      gen von k (= Zahl der Treatmentstufen). Beim F-Wert muß der so
      errechnete Wert bis auf Zufallsschwankungen mit dem bei Cohen
      (1977) tabellierten Wert übereinstimmen.

   b) Die Zahl der richtigen Entscheidungen des H-Tests wird für jede
      Ausprägung von n_j durch die Zahl der richtigen Entscheidungen des
      F-Tests geteilt. Der so berechnete Wert ist Index für die relati-
      ve Effizienz des H-Tests gegenüber dem F-Test bei verschiedenen
      Stichprobenumfängen.

Für den Fall: H_o gültig

1) Eine theoretisch unendliche Population standardnormalverteilter Zufallszahlen wird erzeugt.

2) Die Parameter μ und σ werden neu festgelegt (verändert).

   a) μ wird willkürlich festgelegt; für μ bietet sich hier '4' an.
      4 ist der Gesamtmittelwert $\overline{G}$ der bei Gültigkeit der H_1 bereits
      erzeugten Populationen

   b) σ wird, wie bei Gültigkeit der H_1, unter Berücksichtigung der
      Stichprobenumfänge adjustiert (s.o.).

3) Pro Stichprobenumfang $k \cdot n_j$ werden 1ooo Stichproben gezogen.

4) Für jede Stichprobe wird ein F-Wert und ein H-Wert berechnet.

5) Die Zahl der richtigen Entscheidungen zugunsten der H_o auf den Alpha-
   -Niveaus 1o%, 5% und 1% wird **für beide** Verfahren festgestellt.

6) a) Die Zahl der richtigen Entscheidungen des H-Tests über alle Stich-
      proben wird durch die Summe der gezogenen Stichproben geteilt.
      Man erhält so einen Index für die Konservativität/Progressivität
      des H-Test bei Gültigkeit der H_o.

   b) Für den F-Test wird auf dieselbe Art ein Wert berechnet. Dieser
      Wert muß nach der Theorie parametrischer Testverfahren bis auf
      Zufallsschwankungen mit $(1 - \alpha)$ (= 1 - nominales Alpha-Niveau)
      identisch sein. Die Berechnung dieses $1 - \alpha$ - Werts für den F-
      - Test hat hauptsächlich Kontrollfunktionen; weicht nämlich
      der im Monte-Carlo-Experiment ermittelte empirische $(1 - \alpha)$- Wert
      überzufällig vom nominalen $(1 - \alpha)$- Wert ab, so könnte dies ein
      Indikator dafür sein, daß der Zufallszahlengenerator nicht aus-
      reichend zuverlässig gearbeitet hat.

Das Rechnerprogramm ist dem Anhang zu entnehmen.

3.3.   Ergebnisse unter vollständig parametrischen Bedingungen

3.31.   Ergebnisse unter Gültigkeit der H_1 bei konstantem ß-Fehler-Erwartungswert

Rahmenbedingungen: Zahl der Treatments $k = 3$

Zahl der Stichproben pro

Konstellation $k \cdot n_j$ $N_{MC} = 1000$

Nominales Alpha-Niveau $\alpha = 0,05$

Auf der Grundlage dieser Rahmenbedingungen und der Populationscharakteristika, wie sie in Kapitel 3.2. beschrieben wurden, ergibt sich nach
Cohen (1977:313/314)[1] ein Teststärke-Erwartungswert für den F-Test von:

$$E_{Cohen} \; (\; 1 - \beta_F \;) = 0,585$$

Für den H-Test ergibt sich ein Teststärke-Erwartungswert[2] von:

$$E_{asymp} \; (\; 1 - \beta_H \;) = 0,559$$

Die kritischen H-Werte wurden für Stichprobenumfänge $n_j = 3 \Rightarrow 5$ der
exakten, ansonsten der χ^2-Tabelle entnommen.

Tabelle (2)

n_j	$(\; 1 - \beta_H \;)_{emp}$	$(\; 1 - \beta_F \;)_{emp}$	$\dfrac{(\; 1 - \beta_H \;)_{emp}}{(\; 1 - \beta_F \;)_{emp}}$
(= Stich-probenumfang)	(= empirische Teststärke des H-Tests)	(= empirische Teststärke des F-Tests)	(= (lokale) relative Effizienz)
3	0,485	0,600	0,808
4	0,554	0,604	0,917
5	0,550	0,588	0,935
6	0,516	0,577	0,894
8	0,541	0,591	0,915
11	0,554	0,600	0,923
31	0,560	0,594	0,943
51	0,551	0,578	0,953
250	0,614	0,637	0,964
Durchschnitt	0,547	0,597	0,917

---

1 Dieser Wert ist auch den im Anhang abgedruckten Tabellen von Cohen
(1977) zu entnehmen.

2 Bei Berechnung dieses Werts wird vorläufig davon ausgegangen, daß die
asymptotische relative Effizienz (are) $3/\pi = 0,955$ auch für alle
Stichprobenumfänge kleiner unendlich Gültigkeit hat.

Rahmenbedingungen: Zahl der Treatments $\qquad$ $k = 4$

Zahl der Stichproben pro

Konstellation $k \cdot n_j$ $\qquad$ $N_{MC} = 1000$

Nominales Alpha-Niveau $\qquad$ $\alpha = 0,05$

Populationscharakteristika

wie in Kapitel 3.2.

beschrieben

$E_{Cohen} \; (1 - \beta_F) = 0,634$

$E_{asymp} \; (1 - \beta_H) = 0,605$

Die kritischen H-Werte wurden sämtlich der χ^2-Tabelle entnommen.

Tabelle (3)

n_j	$(1 - \beta_H)_{emp}$	$(1 - \beta_H)_{emp}$	$\dfrac{(1 - \beta_H)_{emp}}{(1 - \beta_F)_{emp}}$
3	0,321	0,628	0,511
4	0,510	0,622	0,820
5	0,552	0,640	0,863
6	0,559	0,628	0,890
8	0,606	0,659	0,920
11	0,612	0,660	0,927
31	0,590	0,627	0,941
51	0,617	0,648	0,952
250	0,635	0,659	0,964
Durchschnitt	0,556	0,641	0,867

Rahmenbedingungen: Zahl der Treatments $\qquad$ $k = 5$

Zahl der Stichproben pro

Konstellation $k \cdot n_j$ $\qquad$ $N_{MC} = 1000$

Nominales Alpha-Niveau $\qquad$ $\alpha = 0,05$

Populationscharakteristika

wie in Kapitel 3.2.

beschrieben

$E_{Cohen} \; (1 - \beta_F) = 0,670$

$E_{asymp} \; (1 - \beta_H) = 0,640$

Die kritischen H-Werte wurden sämtlich der χ^2-Tabelle entnommen.

((Tabelle (4) nächste Seite)

Tabelle (4)

n_j	$(1 - \beta_H)_{emp}$	$(1 - \beta_F)_{emp}$	$\dfrac{(1 - \beta_H)_{emp}}{(1 - \beta_F)_{emp}}$
3	0,338	0,640	0,528
4	0,493	0,670	0,736
5	0,551	0,672	0,820
6	0,577	0,683	0,845
8	0,624	0,692	0,902
11	0,639	0,685	0,933
31	0,647	0,673	0,961
51	0,669	0,688	0,972
250	0,659	0,667	0,988
Durchschnitt	0,577	0,674	0,856

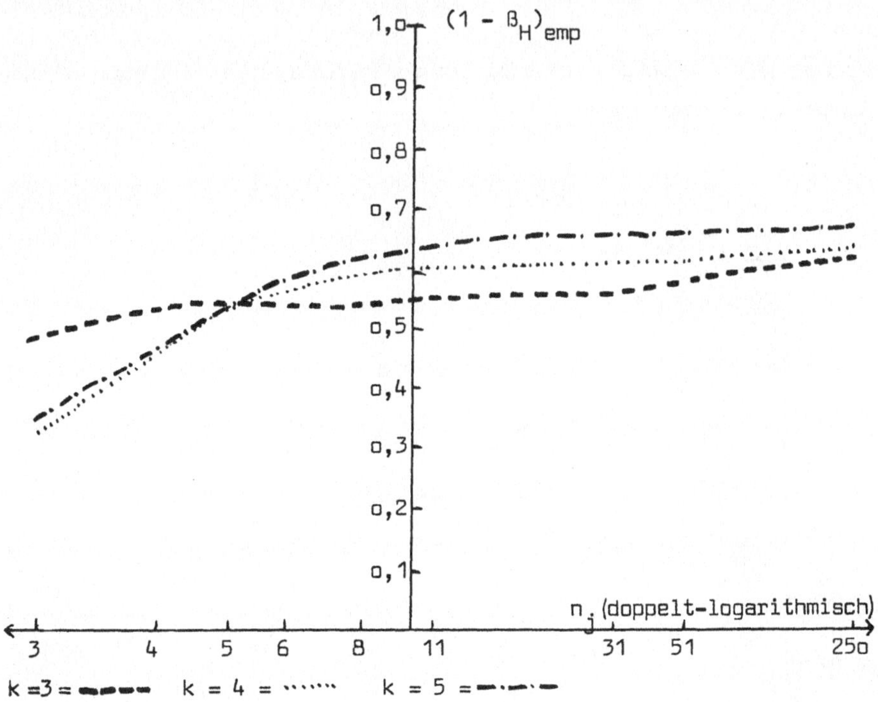

Abb. (2)

Empirische Teststärke von H in Abhängigkeit von n_j bei k = 3, 4, 5[1]

---

1 Mit drei-gliedriger Ausgleichung

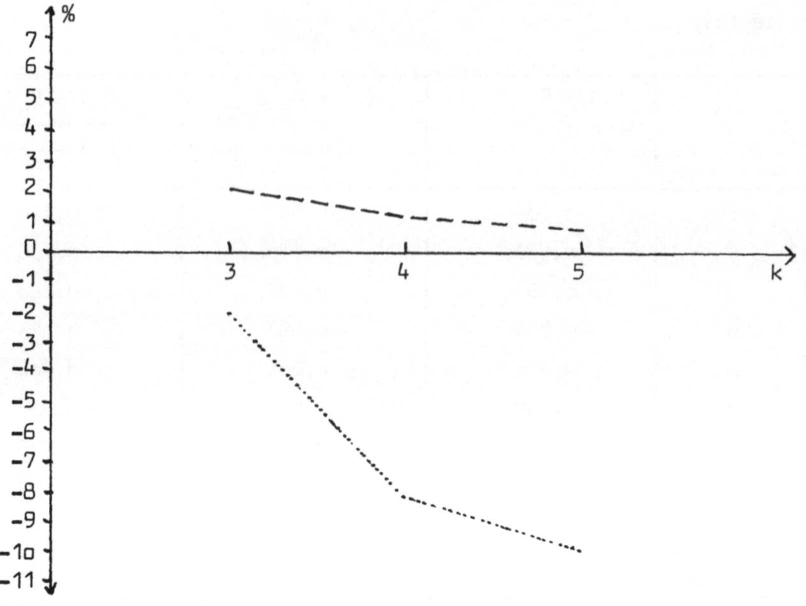

Abb. (3)

Prozentuale Abweichung der empirischen Teststärke vom Teststärke-Erwartungswert in Abhängigkeit von k

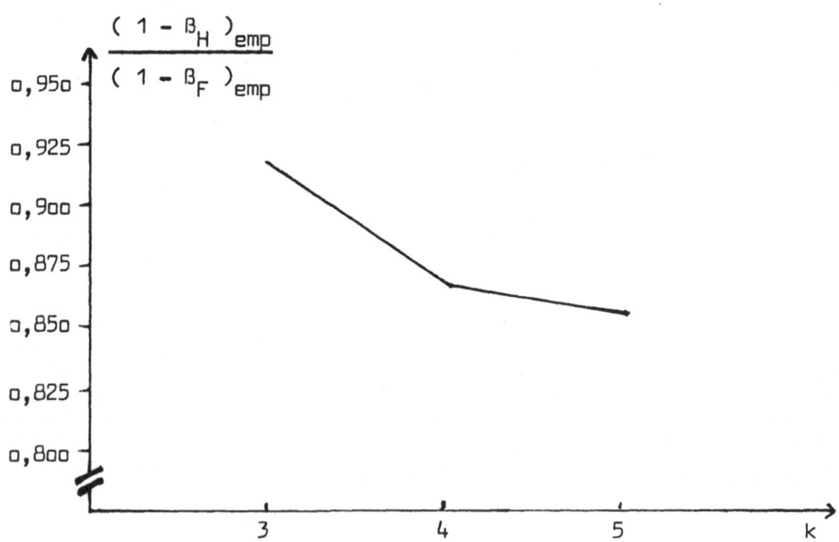

Abb. (4)

Durchschnittliche relative Effizienz in Abhängigkeit von k

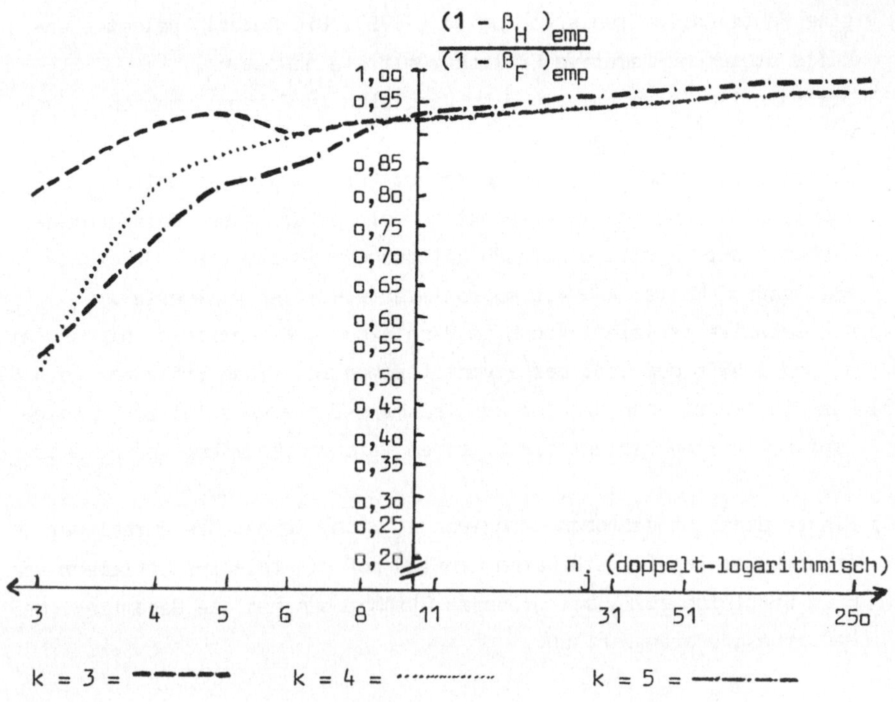

Abb. (5)

Relative Effizienz in Abhängigkeit von n_j bei k = 3, 4, 5

Schlußfolgerungen:

1) Der H-Test erreicht die nach der 'asymptotischen Theorie'[1] erwartete Teststärke erst bei Stichprobenumfängen von n_j = ca. 2o.

2) Die relative Effizienz von H im Vergleich zu F nimmt unabhängig von k mit steigendem n_j zu.

   Dies widerlegt eindeutig die Auffassung von Bradley:

> "When both tests are applied under 'parametric conditions', i.e. conditions meeting all the assumptions of the parametric test, and therefore of both tests, distribution-free tests are usually very slightly less efficient (i.e. have relative efficiences a shade less than 1.oo) at extremely small sample sizes, becoming less efficient as sample size increases (1968: 18)."

Ähnliche Ergebnisse wie die vorliegende Untersuchung brachte jedoch

---

1 Als 'asymptotische Theorie' wird in diesem Zusammenhang das bereits oben erläuterte Postulat verstanden, daß die asymptotische relative Effizienz (are) des H-Tests im Vergleich zum F-Test auch für jeglichen Stichprobenumfang kleiner unendlich Gültigkeit hat.

eine Monte-Carlo-Studie von Smith (1976). Die Autorin belegt ebenfalls steigende relative Effizienz mit steigendem n_j.

3) Die relative Effizienz von H im Vergleich zu F nimmt unabhängig von
n_j mit steigendem k ab.
Dieser Trend kann jedoch zunächst nur für k = 3, 4, 5 gelten. Es
könnte sich auch um ein Artefakt handeln aufgrund der Unterschiedlichkeit der jeweils benutzten kritischen H-Werte (k = 3: exakte
kritische H-Werte; k = 4,5 approximierte kritische H-Werte).

4) Die relative Effizienz von H im Vergleich zu F übersteigt bei großem
n_j regelmäßig den Wert der asymptotischen relativen Effizienz (o,955).

5) Das Nicht-Vorliegen exakter kritischer H-Werte bedeutet einen relevanten Effizienzverlust bis zu einem Stichprobenumfang von n_j = ca.
1o.

6) Bis zu einem Stichprobenumfang von n_j = ca. 1o hat die Anzahl der
Treatmentstufen (k) stärkeren Einfluß auf die relative Effizienz von
H im Vergleich zu F, bei größeren Stichproben hat die Gesamtzahl der
Meßwerte größeren Einfluß.

3.32. Ergebnisse unter Gültigkeit der H_o

Rahmenbedingungen:

Zahl der Treatmentstufen		$k = 3$
Zahl der Stichproben pro Konstellation $k \cdot n_j$		$N_{MC} = 1000$
Nominales Alpha-Niveau		$\alpha = 0,01$
Populationscharakteristika wie in Kapitel 3.2. beschrieben		

Die kritischen H-Werte wurden für Stichprobenumfänge von $n_j = 3 \Rightarrow 5$ der exakten Tabelle, bei größeren Umfängen der χ^2-Tabelle entnommen.

Tabelle (5)

n_j (=Stichprobenumfang)	$\alpha_{H_{emp}}$ (= Anteil der falschen Entscheidungen – zugunsten der H_1 – an der Gesamtzahl der Entscheidungen beim H-Test)	$\alpha_{F_{emp}}$ (=Anteil der falschen Entscheidungen – zugunsten der H_1 – an der Gesamtzahl der Entscheidungen beim F-Test)
3	0,002	0,007
4	0,005	0,015
5	0,014	0,010
6	0,007	0,016
8	0,007	0,012
11	0,005	0,007
31	0,005	0,010
51	0,014	0,014
250	0,007	0,007
Durchschnitt	0,0073	0,0109
Abweichung des durchschnittlichen $\alpha_{H_{emp}}$ vom nominalen Alpha-Niveau −27,0%		

Rahmenbedingungen:

Zahl der Treatmentstufen		$k = 3$
Zahl der Stichproben pro Konstellation $k \cdot n_j$		$N_{MC} = 1000$
Nominales Alpha-Niveau		$\alpha = 0,05$
Populationscharakteristika		

wie in Kapitel 3.2.
beschrieben

Die kritischen H-Werte wurde für Stichprobenumfänge von $n_j = 3 \rightarrow 5$ der exakten Tabelle, bei größeren Stichproben der χ^2-Tabelle entnommen.

Tabelle (6)

n_j	αH_{emp}	αF_{emp}
3	0,048	0,046
4	0,053	0,057
5	0,052	0,057
6	0,047	0,054
8	0,052	0,053
11	0,035	0,039
31	0,047	0,045
51	0,052	0,052
25o	0,048	0,049
Durchschnitt	0,0482	0,05o2
Abweichung des durchschnittlichen αH_{emp} vom nominalen Alpha-Niveau	$-3,6\%$	

Rahmenbedingungen: Zahl der Treatmentstufen $k = 3$

Zahl der Stichproben pro Konstellation $k \cdot n_j$ $N_{MC} = 1ooo$

Nominales Alpha-Niveau $\alpha = 0,1o$

Populationscharakteristika wie in Kapitel 3.2. beschrieben

Die kritischen H-Werte wurden für Stichprobenumfänge von $n_j = 3 \rightarrow 5$ der exakten Tabelle, bei größeren Stichproben der χ^2-Tabelle entnommen.

((Tabelle (7) folgt auf der nächsten Seite))

Tabelle (7)

n_j	$\alpha_{H_{emp}}$	$\alpha_{F_{emp}}$
3	0,086	0,099
4	0,099	0,1o3
5	0,1o7	0,1o7
6	0,096	0,1o4
8	0,11o	0,1o2
11	0,081	0,080
31	0,097	0,086
51	0,095	0,098
25o	0,099	0,095
Durchschnitt	0,0967	0,0971

Abweichung des durchschnittlichen
$\alpha_{H_{emp}}$ vom nominalen Alpha-Niveau   -3,3%

Rahmenbedingungen: Zahl der Treatmentstufen $k = 4$

Zahl der Stichproben pro

Konstellation $k \cdot n_j$ $N_{MC} = 1ooo$

Nominales Alpha-Niveau $\alpha = 0,o1$

Populationscharakteristika

wie in Kapitel 3.2.

beschrieben

Sämtliche kritischen H-Werte wurden der χ^2-Tabelle entnommen.

Tabelle (8)

n_j	$\alpha_{H_{emp}}$	$\alpha_{F_{emp}}$
3	0,000	0,oo4
4	0,000	0,o12
5	0,oo3	0,oo9
6	0,oo2	0,oo9
8	0,oo4	0,o12
11	0,oo7	0,o13
31	0,oo8	0,006
51	0,o1o	0,o14
25o	0,o14	0,o12
Durchschnitt	0,oo56	0,o1o1

Abweichung des durchschnittlichen
$\alpha_{H_{emp}}$ vom nominalen Alpha-Niveau   -44,o%

Rahmenbedingungen: Zahl der Treatmentstufen $\qquad$ $k = 4$

Zahl der Stichproben pro

Konstellation $k \cdot n_j$ $\qquad$ $N_{MC} = 1000$

Nominales Alpha-Niveau $\qquad$ $\alpha = 0,05$

Populationscharakteristika

wie in Kapitel 3.2.

beschrieben

Sämtliche kritischen H-Werte wurden der χ^2-Tabelle entnommen.

Tabelle (9)

n_j	$\alpha_{H_{emp}}$	$\alpha_{F_{emp}}$
3	0,009	0,034
4	0,039	0,054
5	0,042	0,057
6	0,033	0,037
8	0,047	0,055
11	0,036	0,038
31	0,043	0,039
51	0,056	0,051
250	0,057	0,061
Durchschnitt	0,0402	0,0473

Abweichung des durchschnittlichen $\alpha_{H_{emp}}$ vom nominalen Alpha-Niveau $\qquad$ $-19,6\%$

Rahmenbedingungen: Zahl der Treatmentstufen $\qquad$ $k = 4$

Zahl der Stichproben pro

Konstellation $k \cdot n_j$ $\qquad$ $N_{MC} = 1000$

Nominales Alpha-Niveau $\qquad$ $\alpha = 0,10$

Populationscharakteristika

wie in Kapitel 3.2.

beschrieben

Sämtliche kritischen H-Werte wurden der χ^2-Tabelle entnommen.

((Tabelle (10) folgt auf der nächsten Seite))

Tabelle (1o)

n_j	$\alpha_{H_{emp}}$	$\alpha_{F_{emp}}$
3	0,074	0,088
4	0,083	0,099
5	0,093	0,1o3
6	0,091	0,097
8	0,1o1	0,11o
11	0,083	0,091
31	0,09o	0,087
51	0,093	0,1oo
25o	0,117	0,114
Durchschnitt	0,0917	0,0988

Abweichung des durchschnittlichen $\alpha_{H_{emp}}$ vom nominalen Alpha-Niveau	−8,3%

Rahmenbedingungen: Zahl der Treatmentstufen $\qquad$ k = 5

Zahl der Stichproben pro

Konstellation $k \cdot n_j$ $\qquad$ N_{MC} = 1ooo

Nominales Alpha-Niveau $\qquad$ α = 0,o1

Populationscharakteristika

wie in Kapitel 3.2.

beschrieben

Sämtliche kritischen H-Werte wurden der X^2-Tabelle entnommen.

Tabelle (11)

n_j	$\alpha_{H_{emp}}$	$\alpha_{F_{emp}}$
3	0,000	0,0o9
4	0,0o1	0,0o8
5	0,0o2	0,01o
6	0,0o4	0,01o
8	0,01o	0,o11
11	0,0o5	0,0o8
31	0,0o6	0,0o9
51	0,o13	0,o16
25o	0,0o6	0,0o7
Durchschnitt	0,0o52	0,0o98

Abweichung des durchschnittlichen $\alpha_{H_{emp}}$ vom nominalen Alpha-Niveau	−48,o%

Rahmenbedingungen: Zahl der Treatments $\qquad$ $k = 5$

Zahl der Stichproben pro

Konstellation $k \cdot n_j$ $\qquad$ $N_{MC} = 1000$

Nominales Alpha-Niveau $\qquad$ $\alpha = 0,05$

Populationscharakteristika

wie in Kapitel 3.2.

beschrieben

Sämtliche kritischen H-Werte wurden der χ^2-Tabelle entnommen.

Tabelle (12)

n_j	αH_{emp}	αF_{emp}
3	0,011	0,045
4	0,031	0,045
5	0,041	0,052
6	0,038	0,046
8	0,044	0,064
11	0,035	0,043
31	0,048	0,041
51	0,048	0,055
250	0,045	0,048
Durchschnitt	0,0379	0,0488

Abweichung des durchschnittlichen αH_{emp} vom nominalen Alpha-Niveau	-24,2%

Rahmenbedingungen: Zahl der Treatmentstufen $\qquad$ $k = 5$

Zahl der Stichproben pro

Konstellation $k \cdot n_j$ $\qquad$ $N_{MC} = 1000$

Nominales Alpha-Niveau $\qquad$ $\alpha = 0,10$

Populationscharakteristika

wie in Kapitel 3.2.

beschrieben

Sämtliche kritischen H-Werte wurden der χ^2-Tabelle entnommen.

((Tabelle (13) folgt auf der nächsten Seite))

Tabelle (13)

n_j	$\alpha_{H_{emp}}$	$\alpha_{F_{emp}}$
3	0,054	0,087
4	0,090	0,101
5	0,096	0,096
6	0,104	0,096
8	0,099	0,102
11	0,090	0,093
31	0,092	0,092
51	0,091	0,099
250	0,093	0,107
Durchschnitt	0,0894	0,0970
Abweichung des durchschnittlichen $\alpha_{H_{emp}}$ vom nominalen Alpha-Niveau	-10,6%	

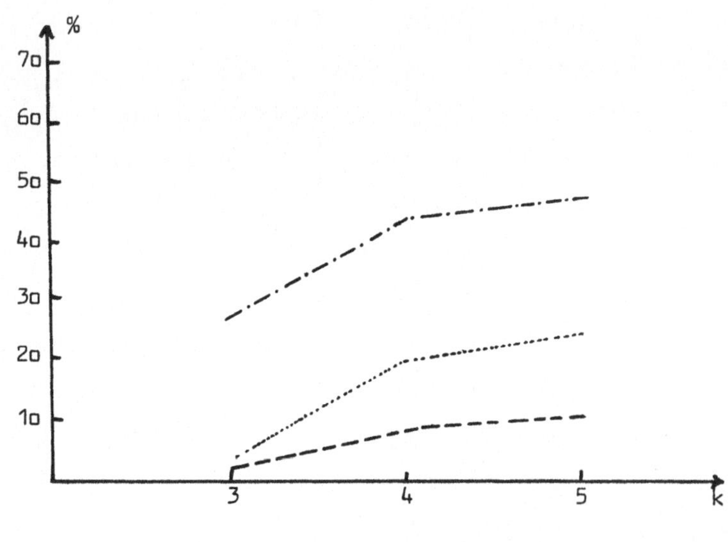

Abb. (6)

Konservativität des durchschnittlichen $\alpha_{H_{emp}}$ in Prozent des nominalen Alpha-Niveaus (α_{nom}) in Abhängigkeit von k

<u>Schlußfolgerungen:</u>

1) H ist im Vergleich zu F bei allen Stichprobenumfängen konservativ, relativ am wenigsten bei k = 3 / n_j = 5.

2) Die Konservativität von H nimmt mit sinkendem nominalem Alpha-Niveau <u>zu</u>.

3) Die Konservativität von H nimmt mit steigendem k <u>zu</u>.

4) Konservativität und Stichprobenumfang n_j stehen <u>nicht</u> in monotonem Zusammenhang; Korrelation r = ca. o,3o.

5) Die Konservativität von H ist stärker von der jeweiligen Konstellation von k und n_j als von der Gesamtzahl der Meßwerte (N) abhängig.

3.33.   Ergebnisse unter Gültigkeit der H_1 bei verschiedenen
           ß-Fehler-Erwartungswerten

Die bisher ermittelten Ergebnisse bei Gültigkeit der H_1 gelten jeweils
nur für einen ganz bestimmten, an einem realistischen 'effect size'
(Cohen 1977) ausgerichteten ß-Fehler, und zwar $ß_{k=3} = 0,415$; $ß_{k=4} =$
$0,366$; $ß_{k=5} = 0,330$ jeweils für den F-Test.
Im folgenden gilt es zu untersuchen, ob Schlußfolgerungen, die für einen mittleren Power-Bereich gezogen wurden, im gesamten Power-Bereich
ihre Gültigkeit haben. Hierzu wurde eine wesentlich kleinere Monte-
Carlo-Studie durchgeführt.

Rahmenbedingungen: Zahl der Treatments $k = 4$

                   Zahl der Versuchspersonen
                   pro Treatmentstufe $n_j = 5^1$

                   Zahl der Stichproben pro
                   Konstellation $k \cdot n_j / \sigma$ $N_{MC} = 100$

                   Nominales Alpha-Niveau $\alpha = 0,05$
                   Populationscharakteristika $\mu_1 = 2 \quad \mu_2 = 3$

                   a) Mittelwerte $\mu_3 = 7 \quad \mu_4 = 4$

                   b) Streuungen $\sigma = 0,1 \Rightarrow 10$

Sämtliche kritischen H-Werte wurden der χ^2-Tabelle entnommen.

In Tabelle (14) sind neben der jeweiligen empirischen Teststärke des
H- und des F-Tests auch die nach Cohen (1977) erwartete Teststärke
des F-Tests aufgenommen. Aus diesen drei Werten wurde - um Zufalls-
effekte herauszupartialisieren, die durch das geringe N_{MC} enstanden
sind - eine Art 'standardisierte empirische Teststärke für den H-Test'
berechnet, indem empirische Teststärke von H-Test und F-Test durch-
einander geteilt wurde und dieser Quotient (= relative Effizienz)
mit dem Teststärke-Erwartungswert des F-Tests nach Cohen multipli-
ziert wurde.

---

1 Dieser Stichprobenumfang wurde gewählt, weil Untersuchungen im Kleinstichprobenbereich besonders wichtig scheinen:
        "...statisticians have not provided comprehensive evidence for
        small samples that the properties of asymptotic relative effi-
        ciency translate into similar statements of comparative local
        efficiency. The work to date has been piecemeal and the results
        often equivocal. Since non-parametric procedures are most fre-
        quently considered for use when the sample sizes are small, stu-
        dies of comparative efficiency should focus on small samples.
        The failure to provide such evidence on a systematic basis is
        a major weakness in the case for greater use of non-parametric
        statistics.(McSweeney/Katz 1978:1029)."

68

Tabelle (14)

σ	$E_{Cohen}(1 - \beta_F)$	$(1 - \beta_H)_{emp}$	$(1 - \beta_F)_{emp}$	$\dfrac{(1 - \beta_H)_{emp}}{(1 - \beta_F)_{emp}} \, E_{Cohen}(1 - \beta_F)$
(=Streuung in der Population)	(= erwartete Teststärke des F-Tests nach Cohen (1977))	(= empirische Teststärke des H-Tests)	(= empirische Teststärke des F-Tests)	(= standardisierte empirische Teststärke des H-Tests)
0,1	> 0,995	1,000	1,000	0,995
0,5	> 0,995	1,000	1,000	0,995
1,0	> 0,995	1,000	1,000	0,995
2,0	> 0,990	0,890	0,920	0,915
2,1	0,978	0,830	0,870	0,933
2,2	0,880	0,730	0,830	0,774
2,3	0,791	0,660	0,780	0,669
2,4	0,736	0,680	0,820	0,610
2,5	0,698	0,500	0,630	0,554
2,6	0,664	0,640	0,730	0,582
2,7	0,630	0,500	0,560	0,563
2,8	0,595	0,540	0,590	0,545
2,9	0,563	0,390	0,470	0,467
3,0	0,534	0,500	0,600	0,445
3,1	0,504	0,370	0,470	0,397
3,2	0,479	0,340	0,440	0,370
3,3	0,454	0,310	0,410	0,343
3,4	0,430	0,280	0,390	0,309
3,5	0,409	0,270	0,380	0,291
4,0	0,322	0,160	0,250	0,206
5,0	0,264	0,180	0,230	0,207
6,0	0,160	0,120	0,180	0,106
7,0	0,130	0,080	0,100	0,104
8,0	0,110	0,040	0,110	0,040
9,0	0,095	0,010	0,050	0,019
10,0	0,085	0,050	0,120	0,035

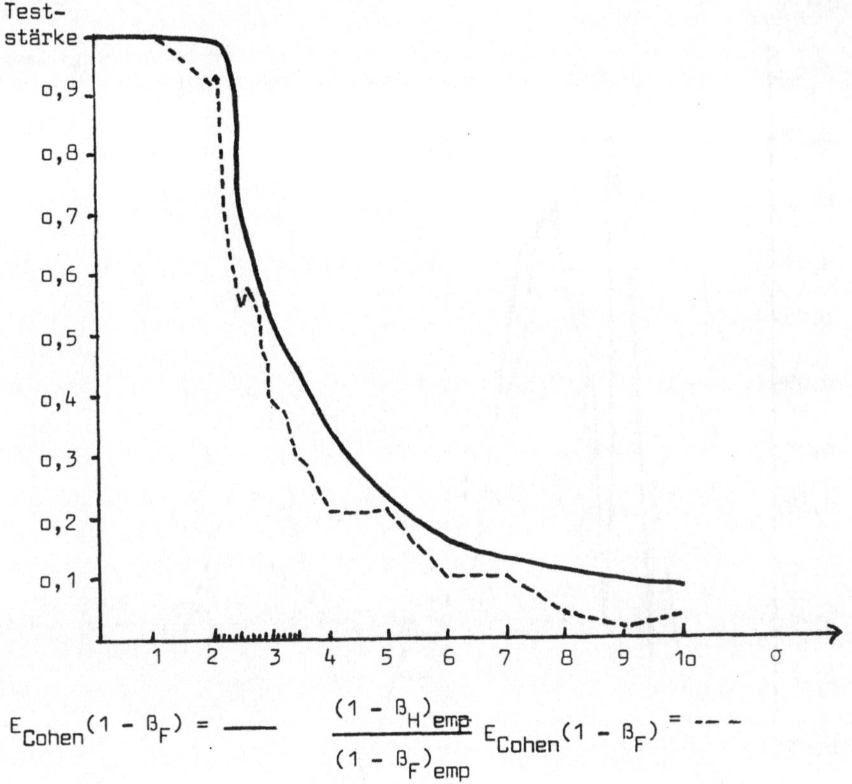

$$E_{Cohen}(1 - B_F) = \underline{\quad\quad} \qquad \frac{(1 - B_H)_{emp}}{(1 - B_F)_{emp}} \quad E_{Cohen}(1 - B_F) = \text{-- --}$$

Abb. (7)

Teststärke des F-Tests (Kurve) und des H-Tests (Polygonzug)
bei unterschiedlichen ß-Fehler-Erwartungswerten

((Abb. (8) folgt auf der nächsten Seite))

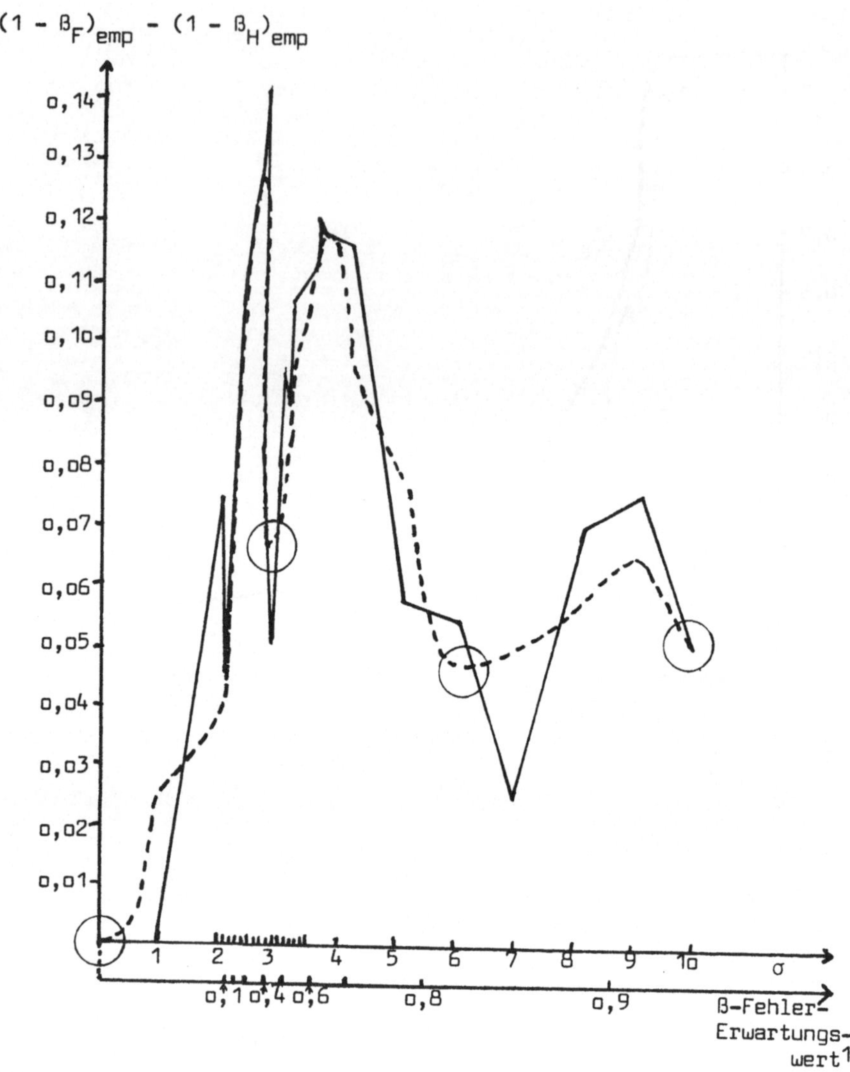

Mit drei-gliedriger Ausgleichung = - - - - - -   Tiefpunkte = ◯

Entsprechend Tabelle (14) = ─────────

Abb. (8)

Differenz zwischen der Teststärke des F-Tests $(1 - ß_F)_{emp}$ und der des H-Tests $(1 - ß_H)_{emp}$

---

1 Der Berechnung des ß-Fehler-Erwartungswertes liegen wiederum die von Cohen (1977) **errechneten** Werte für spezifische Gegenhypothesen ('effect size') zugrunde. Tabellen siehe Anhang; es wurde jeweils linear interpoliert.

<u>Schlußfolgerungen:</u>

1) Die Teststärke-Kurven von F-Test und H-Test verlaufen <u>nicht</u> parallel.

2) Bei kleinen Stichproben kommt die Teststärke des H-Tests der des F-Tests bei einem ß-Fehler-Erwartungswert von ca. o,4 am nächsten[1].

Diese Schlußfolgerungen werden durch Berechnungen an einer Modellstichprobe erhärtet:

Es wurde eine Stichprobe konstruiert, bei der die Normalverteilungsannahme auf der Basis des Kolmogorov-Smirnov-Tests mit Lilliefors-Schranken (Lilliefors 1967) auf dem 25%-Niveau nicht verworfen werden kann und bei der der Quotient aus größter und kleinster Stichprobenvarianz erst auf der dritten Dezimalstelle von 1 abweicht.

Tabelle (15)

	A_1	A_2	A_3	A_4
G =	2,000	3,000	1o,618	o,523
8o,000	2,537	5,688	7,000	2,26o
$\overline{G}$ =	o,389	o,675	6,322	4,000
4,000	6,121	5,688	7,9o5	6,146
	-1,o47	-o,o51	3,155	7,o71
$\sum\limits_{i=1}^{n_j} x_{ij}$	1o,000	15,000	35,000	2o,000
$\overline{A}_j$	2,000	3,000	7,000	4,000

Diese Stichprobe wurde für verschiedene Streuungen (o,1 $\Rightarrow$ 1o) jeweils so transponiert, daß die Stichprobenmittelwerte gleichbleiben. Für jede der so transponierten Stichproben wurde ein F-Wert und ein H-Wert berechnet. In der folgenden Abbildung (9) werden die ($1 - \alpha$)-Werte für F und H angegeben.

((Abb. (9) folgt auf der nächsten Seite))

---

1 Diese Aussage bezieht sich auf realistische Alternativhypothesen. Unter realistischen Alternativhypothesen sind solche zu verstehen, bei denen der 'effect size' bei ca. o,4 liegt. Bei unrealistischen Alternativhypothesen - was sehr hohen oder sehr niedrigen ß-Fehler-Erwartungswerten entspricht - nähert sich die Teststärke des H-Test (s. Abb. (8) noch stärker der des F-Tests an als bei einem ß-Fehler-Erwartungswert von o,4.

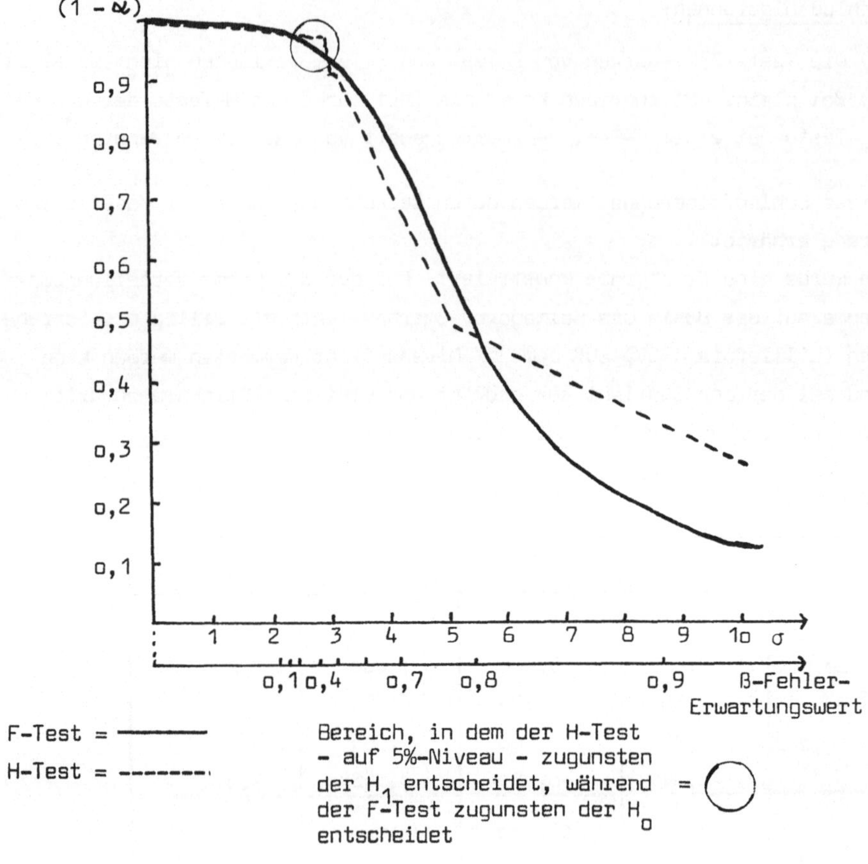

Abb. (9)

Fläche, die die empirischen H- bzw. F-Werte der Modellstichprobe(n)
(Tabelle (15)) von der Gesamtfläche der jeweiligen Prüfverteilung
abschneiden.

Auch diese Modellstichprobe belegt, daß der H-Test der Teststärke des
F-Tests - unter den hier behandelten 'vollständig parametrischen' Bedingungen - bei kleinen Stichproben bei einem ß-Fehler-Erwartungswert
von ca. o,4 am nächsten kommt.

3.34.   Ergebnisse bei Gültigkeit der H_1 unter verschiedenen Neben-
           bedingungen

Neben den bisher behandelten Faktoren α , β, k, n_j haben auch unter
vollständig parametrischen Bedingungen weitere Größen Einfluß auf die
Güte des F- und des H-Tests. Bradley (1968:26/27) zählt u.a. (siehe
auch Kapitel 3.41.) die Streuung der Stichprobenmittelwerte, die Relation zwischen größter und kleinster Stichprobe bei unterschiedlich
großen Stichproben und die Korrelation zwischen Stichprobenumfängen
und Stichprobenmittelwerten bei unterschiedlich großen Stichproben
auf.
Auch diese Einflußgrößen sollen im folgenden anhand kleinerer Simulationen (N_{MC} = 1oo) untersucht werden.

3.341. Einflüsse der Streuung der Populationsmittelwerte bei konstantem ß-Fehler-Erwartungswert

Rahmenbedingungen: Zahl der Treatmentstufen $k = 4$

Zahl der Versuchspersonen pro Treatmentstufe $n_j = 5$

Zahl der Stichproben pro Konstellation $k \cdot n_j / \sigma_m$ [1] $N_{MC} = 100$

Nominales Alpha-Niveau $\alpha = 0{,}05$

Populationscharakteristika s. Tabelle (16)

Sämtliche kritischen H-Werte wurden der χ^2-Tabelle entnommen.

Tabelle (16)

	μ_1	μ_2	μ_3	μ_4	σ_m	σ
A	6	5	3	2	1,58	2,2685
B	7	4	3	2	1,87	2,6840
C	7	5	3	1	2,24	3,2081
D	7	6	3	0	2,74	3,9291
E	8	6	2	0	3,16	4,5370
F	8	7	1	0	3,54	5,0725
G	11	3	2	0	4,18	6,0019
H	12	3	1	0	4,74	6,8055
I	13	2	1	0	5,24	7,5237

Es ergaben sich folgende Werte:

((Tabelle (17) folgt auf der nächsten Seite))

---

[1] σ_m = Streuung der Populations- (Stichproben-)-mittelwerte; Gl. (5b).

Tabelle (17)

	$(1 - \beta_H)_{emp}$	$(1 - \beta_F)_{emp}$	$\dfrac{(1 - \beta_H)_{emp}}{(1 - \beta_F)_{emp}}$
A	0,620	0,680	0,912
B	0,552[1]	0,640	0,863
C	0,500	0,590	0,847
D	0,570	0,620	0,919
E	0,580	0,670	0,866
F	0,580	0,630	0,921
G	0,610	0,690	0,884
H	0,560	0,680	0,824
I	0,480	0,610	0,787

$$r_{\dfrac{(1 - \beta_H)_{emp}}{(1 - \beta_F)_{emp}} \, / \, \sigma_m} = -0,575 \text{ (n.s.)}[2]$$

Schlußfolgerung:

Unterschiedliche Streuungen der Populationsmittelwerte bei konstantem β-Fehler-Erwartungswert haben nur geringen Einfluß auf die relative Effizienz des H-Tests im Vergleich zum F-Test. Erst bei sehr großen Mittelwertsstreuungen verliert der H-Test merklich an Effizienz.

---

1 Die Werte für Population B wurden Tabelle (3) bei N_{MC} = 1000 entnommen.

2 = Produkt-Moment-Korrelation zwischen relativer Effizienz und Mittelwertstreuung.

3.342.   Einflüsse ungleichgroßer Stichproben bei unterschiedlicher
          Korrelation der Umfänge mit den Populationsmittelwerten

Rahmenbedingungen: Zahl der Treatmentstufen $k = 4$

                   Zahl der Versuchspersonen

                   pro Treatmentstufe n_j = s. Tabelle (18)

                   Zahl der Stichproben pro

                   Konstellation $k \cdot n_j$ / A $\Rightarrow$ E N_{MC} = 1oo

                   Nominales Alpha-Niveau α = o,o5

                   Populationscharakteristika $\sigma = 2,684$[1]

                                                    μ = s. Tabelle (18)

Sämtliche kritischen H-Werte wurden der χ^2-Tabelle entnommen.

Tabelle (18)

	($\mu_1 = 7$)	($\mu_2 = 4$)	($\mu_3 = 3$)	($\mu_4 = 2$)
	n_1	n_2	n_3	n_4
A	14	3	2	1
B	12	6	1	1
C	9	7	3	1
D	8	6	4	2
E	6	6	4	4

Es ergaben sich folgende Werte:

Tabelle (19)

	($1 - \beta_H$)$_{emp}$	($1 - \beta_F$)$_{emp}$	$\dfrac{(1 - \beta_H)_{emp}}{(1 - \beta_F)_{emp}}$
A	o,27o	o,44o	o,614
B	o,39o	o,49o	o,796
C	o,49o	o,56o	o,875
D	o,45o	o,6oo	o,75o
E	o,51o	o,59o	o,864
Durchschnitt	o,422	o,536	o,787

$$r_{\frac{(1 - \beta_H)_{emp}}{(1 - \beta_F)_{emp}} / \text{Range } n_j} = -0,673 \text{ (n.s.)}[2]$$

---

1 wie in Tabelle (1) für gleichgroße Stichproben.

2 = Produkt-Moment-Korrelation zwischen relativer Effizienz und dem
    Range der ungleichgroßen Stichprobenumfänge.

Rahmenbedingungen: Zahl der Treatmentstufen $\qquad$ k = 4

Zahl der Versuchspersonen

pro Treatmentstufe $\qquad$ n_j = s. Tabelle (2o)

Zahl der Stichproben pro

Konstellation $k \cdot n_j$ /F → J $\qquad$ N_{MC} = 1oo

Nominales Alpha-Niveau $\qquad$ α = o,o5

Populationscharakteristika $\qquad$ σ = 2,684

μ = s. Tabelle (2o)

Sämtliche kritischen H-Werte wurden der χ^2-Tabelle entnommen.

Tabelle (2o)

	(μ_1 = 2)	(μ_2 = 3)	(μ_3 = 4)	(μ_4 = 7)
	n_1	n_2	n_3	n_4
F	14	3	2	1
G	12	6	1	1
H	9	7	3	1
I	8	6	4	2
J	6	6	4	4

Es ergaben sich hierfür folgende Werte:

Tabelle (21)

	$(1 - \beta_H)_{emp}$	$(1 - \beta_F)_{emp}$	$\dfrac{(1 - \beta_H)_{emp}}{(1 - \beta_F)_{emp}}$
F	o,o9o	o,36o	o,25o
G	o,o8o	o,24o	o,333
H	o,o9o	o,23o	o,391
I	o,23o	o,43o	o,535
J	o,44o	o,57o	o,772
Durchschnitt	o,186	o,366	o,5o8

$$\frac{(1 - \beta_H)_{emp}}{(1 - \beta_F)_{emp}} \Big/ \text{Range } n_j = -o,96^{**}$$

<u>Schlußfolgerungen:</u>

1) Sowohl F- als auch H-Test verlieren bei ungleichgroßen Stichproben erheblich an Teststärke - je nach Mittelwertskonstellation zwischen 15% und 65%.

2) Korrelieren μ und n_j negativ miteinander, verlieren beide Verfahren in höherem Maße an Teststärke, als wenn sie positiv miteinander korrelieren.

3) Bei negativer Korrelation zwischen μ und n_j verliert der H-Test im Vergleich zum F-Test in erheblichem Maße an Effizienz.

Eine Untersuchung von weiteren Kombinationen von μ , n_j und σ_m muß - um die Arbeit nicht zu umfangreich werden zu lassen - an dieser Stelle unterbleiben; es gibt jedoch Anhaltspunkte dafür, daß sich die Schlußfolgerungen aus Kapitel 3.341. und 3.342. nicht zusammenfassen lassen, sondern daß sie sich - zumindest beim H-Test- sozusagen gegenseitig aufheben:

> "The H-Test generally is the least powerful test that was studied. However, the power of the H-test generally is comparable or superior to the power of the other /ANOVA/ tests for the combinations of unequal sample sizes and large differences between the means (Strand 1973: cit. in: DAI 34/o6:3ooo)."

---

1 DAI = Dissertation Abstracts International

3.35.   'Besondere Stichproben'

Bevor wir den Teil der Monte-Carlo-Studie zum Vergleich F-Test/H-Test
unter 'vollständig parametrischen' Bedingungen abschließen und zu Fragen der Voraussetzungsverletzungen übergehen, sei noch auf eine inter-
essante Besonderheit aufmerksam gemacht:
Es wurde festgestellt, daß der F-Test unter parametrischen Bedingungen
bei allen Stichprobenkonstellationen, die hier in Betracht gezogen
wurden, der stärkere (bessere) Test ist. Wie jedoch schon an der Modellstichprobe (Tabelle (15)) deutlich wurde, so zeigte sich auch in der
Monte-Carlo-Studie, daß es unter Gültigkeit der H_1 Stichproben aus normalverteilten, varianzhomogenen Populationen gibt, bei denen der schwächere H-Test die falsche H_0 zurückweist, während der F-Test sie beibehält. Eine Untersuchung der besonderen Eigenschaften solcher Stichproben muß weiteren Arbeiten überlassen bleiben.
Unter 27 ooo Stichproben, die in der (Haupt-)Monte-Carlo-Untersuchung
gezogen wurden, waren ca. 4%, bei denen F-Test und H-Test in der oben
beschriebenen Weise entschieden haben.
Indirekt weist auch Games (1971a) auf solche Stichproben hin. Es ist bekannt, daß F-Test und Tukey's q-Test – auf die sich Games speziell bezieht – Ablehnungsbereiche haben, die sich nicht vollständig decken.
Dies hat zur Folge, daß gelegentlich der q-Test die falsche H_0 zurückweist, während der F-Test sie beibehält und umgekehrt. Die hier vorge-
stellte Monte-Carlo-Studie hat gezeigt, daß es solche Möglichkeiten
auch beim Vergleich F-Test/H-Test gibt. Da die H-Verteilung im Gegensatz zu F- und q-Verteilung jedoch nicht bekannt ist, kann diese Tatsache bisher nur schematisch dargestellt werden:

Legende zu Abb. (1o) ((nächste Seite))

= falsche H_0 wird nur von Tukey's q-Test zurückgewiesen

= falsche H_0 wird nur vom F-Test zurückgewiesen

= falsche H_0 wird nur vom H-Test zurückgewiesen

= falsche H_0 wird von q- und F-Test zurückgewiesen, nicht aber
vom H-Test

= falsche H_0 wird von q- und H-Test zurückgewiesen, nicht aber
vom F-Test

= falsche H_0 wird von F- und H-Test zurückgewiesen, nicht aber
vom q-Test

= falsche H_0 wird von allen drei Tests zurückgewiesen

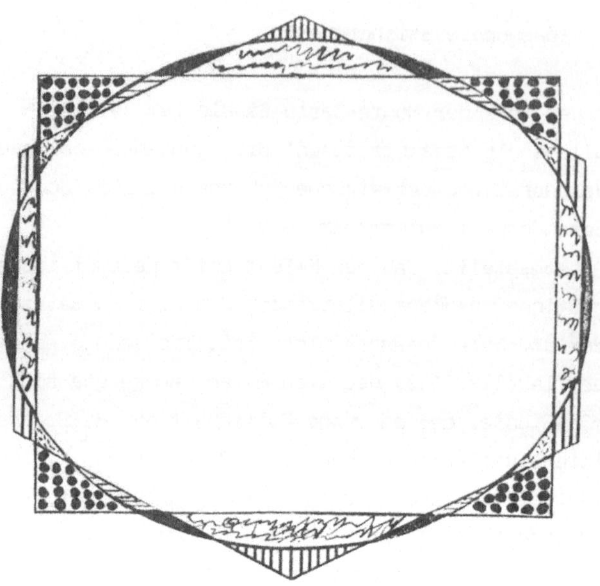

Abb. (1o)

Ablehnungsbereiche von Tukey's q-, F- und H-Test
(in Anlehnung an Games (1971a:556))

3.4.   Ergebnisse unter Verletzung der parametrischen Voraussetzungen bei Erfüllung der non-parametrischen Voraussetzungen

Wenden wir uns nun dem Fall zu, daß die mathematischen (nicht die meßtheoretischen (!)) Voraussetzungen der parametrischen Varianzanalyse verletzt sind. Wir beschränken uns dabei zwangsläufig auf Verletzungen der Normalverteilungsannahme (1. Voraussetzung) und der Varianzhomogenitätsannahme (2. Voraussetzung), da Fehlerkomponenten bei Computersimulationen immer unabhängig von Treatmentkomponenten sind (3. Voraussetzung).

3.41.   Der Begriff der 'Robustheit'

Die Diskussion um Voraussetzungsverletzungen ist primär eine Diskussion um die 'Robustheit' ('robustness') von Verfahren. Unter Robustheit versteht man "die Unempfindlichkeit gegenüber Abweichungen von den postulierten Modellannahmen (Büning/Trenkler 1978:296)":

> "Ein Test heißt dann robust gegenüber Abweichungen von einer bestimmten Annahme, wenn α (Robustheit I. Art) oder β (Robustheit II. Art) durch diese Abweichung 'nicht wesentlich' beeinflußt werden (Büning/Trenkler 1978:296)."

Eine Quantifizierung von 'nicht wesentlich' ist bisher noch nicht in einem allgemein anerkannten Maß möglich, ist aber einer der Hauptgegenstände von theoretischen Arbeiten zur Robustheitsproblematik (Huber 1977). Wir möchten im übrigen die Robustheit eines Verfahrens als Robustheit gegen Einflüsse auf α und β-Fehler verstanden wissen, wie dies auch schon als Ziel bei der Diskussion um ein kombiniertes Gütemaß formuliert wurde.

Zur Bedeutsamkeit von Voraussetzungsverletzungen - allgemein und im Bereich der Varianzanalyse - werden in der Literatur sehr unterschiedliche Auffassungen (Bortz 1979) (Bradley 1968) vertreten. Es wird jedoch deutlich daß für kaum einen Problemkreis innerhalb der Robustheitsproblematik fertige Antworten vorliegen.

> "... because of the complexity of the interactions involved, the consequences of the assumption violation are often not only unpredictable, but sometimes run counter to naive statistical intuition (Bradley 1968:27/28)."

Die von Bradley angesprochene Komplexität schlägt sich auch in dem geflügelten Wort "Voraussetzungen können auf mehr Arten verletzt als erfüllt sein " nieder; jede der beiden für diese Untersuchung relevanten Voraussetzungen der Varianzanalyse kann auf unendlich viele Arten verletzt sein. Außerdem gibt es noch viele Nebenbedingungen, die, wie schon bei erfüllten Voraussetzungen gezeigt wurde, stärkeren Einfluß auf die absolute und relative Stärke eines Tests haben. Hierzu sei noch einmal die Robustheitsdiskussion Bradleys zitiert, die gelegentlich als historisch bedeutsam, wenn auch inzwischen überholt, herausgestellt wird (Büning/Trenkler 1978:297). Nach Bradley (1968:26/27) haben unter anderem folgende Faktoren Einfluß auf die Robustheit eines Verfahrens:

1) Lage des Ablehnungsbereichs

2) Nominales Alpha-Niveau

3) Umfang der kleinsten Stichprobe

4) Absolute Größe der anderen Stichproben

5) Relative Unterschiedlichkeit der Stichprobenumfänge

6) Gesamtzahl der gezogenen Stichproben (für die Varianzanalyse =
   Zahl der Treatmentstufen)

7) Zahl der Stichproben gleichen Umfangs

8) Herkunft welcher Stichprobe welchen Umfangs aus welcher Population

9) Verhältnis der Varianzen der verschiedenen Populationen

1o) Verhältnis der Formen der verschiedenen Populationen

11) Korrelation zwischen Stichprobenumfang und Stichprobenstreuung

Bradley faßt zusammen:

> "a) there is no objective robustness-non-robustness dichotomy;
> rather, there is a continuum of degrees of robustness, or, per-
> haps more logically, of non-robustness;
> b) 'degree of non-robustness' is not a simple function of 'degree
> of violation' of an assumption, but depends instead, in a complex
> way, upon a multiplicity of variables (1968: 41/42)."

In seiner erfrischend emotionalen und blumigen Sprache führt er weiter

aus:

> "Rivaled only by the Normal Mystique in vast overgeneralization
> of specific effects is the Myth of Robustness. As was the case
> a century ago with the Myth of Normality a kernel of truth has
> been magnified into a mountain of error (1968:24)."

Nun können jedoch solch 'markige Worte' nicht undiskutiert im Raum ste-

hen bleiben. Gerade für den Bereich der parametrischen Varianzanalyse

- besonders bei ihrem Einsatz in den Sozialwissenschaften - ist Brad-

ley häufig widersprochen worden:

> "... ist durch mehrere Arbeiten belegt, daß die Varianzanalyse
> auch dann zu richtigen Entscheidungen führt, wenn ihre Vorausset-
> zungen nicht erfüllt sind... Im einzelnen sind die Voraussetzun-
> gen in folgender Weise zu relativieren: Sind Stichproben hinrei-
> chend groß, führt die Varianzanalyse auch dann zu richtigen Ent-
> scheidungen, wenn die Populationsverteilungen erheblich von der
> Normalverteilung abweichen. Verletzungen der Varianzhomogeni-
> tätsvoraussetzung sind praktisch ohne Bedeutung, wenn die Stich-
> proben gleich groß sind (Bortz 1979:347)."

Diese Arbeit erhebt nicht den Anspruch, Streitfragen um die Robustheit

der parametrischen Varianzanalyse ein für allemal zu entscheiden. Sie

wird versuchen, einige Hinweise zur Robustheit von F-Test und H-Test

bei ausgewählten Voraussetzungsverletzungen im Kleinstichprobenbereich

$(k = 4 \quad n_j = 5)$ zu geben.

---

1 Unter 'hinreichend groß' versteht Bortz Stichproben mit $n_j > 15$ (1979:
  348).

3.42.   Ergebnisse unter Verletzung der 'Normalverteilungsvoraus-

            setzung' bei Erfüllung der 'Varianzhomogenitätsvoraussetzung'

3.421.   Verteilungen mit Abweichungen von der Normalverteilung nur

            im Exzeß

"The presence of a fair degree of kurtosis, as is not uncommon in
pratice, leads to a noticeable change in the power curve, parti-
cularly in the case of small samples ... There is a good indica-
tion that the effect of non-normality diminishes with increasing
sample sizes as expected. In practice the effect of kurtosis is
likely to be more on power than that of skewness (Srivastava
1959:122)."

Diese Aussage soll im folgenden in einer kleineren Monte-Carlo-Studie

untersucht werden.

Rahmenbedingungen: Zahl der Treatmentstufen $k = 4$

                   Zahl der Versuchspersonen

                   pro Treatmentstufe $n_j = 5$

                   Zahl der Stichproben pro

                   Konstellation $k \cdot n_j$ / Form

                   der Population $N_{MC} = 1oo$

                   Nominales Alpha-Niveau $\alpha = 0,o5$

                   Populationscharakteristika

                       Form   A   Verteilung der Qua-

                                                     drate normalverteil-

                                                     ter, varianzhomoge-

                                                     ner Zufallszahlen

                                                     $(\mathcal{N}^2)$

                                B   Verteilung der zur

                                                     fünften Potenz erho-

                                                     benen normalverteil-

                                                     ten, varianzhomoge-

                                                     nen Zufallszahlen

                                                     $(\mathcal{N}^5)$

                                C   Verteilung der zur

                                                     zehnten Potenz erho-

                                                     benen normalverteil-

                                                     ten, varianzhomoge-

                                                     nen Zufallszahlen

                                                     $(\mathcal{N}^{1o})$ [1]

---

1 Die drei so erstellten nicht-normalverteilten Populationen unter-
  scheiden sich von der Normalverteilung nur im Exzeß, wobei die $\mathcal{N}^2$-
  -Verteilung am wenigsten, die $\mathcal{N}^{1o}$-Verteilung am meisten von der
  Normalverteilung abweicht.

$$\text{Streuung} \qquad\qquad \sigma = 2{,}684\ [1]$$

Mittelwerte

$$\text{Unter } H_0 \qquad \mu = 4$$

$$\text{Unter } H_1 \qquad \mu_1 = 2 \qquad \mu_2 = 3$$

$$\mu_3 = 7 \qquad \mu_4 = 4\ [1]$$

Sämtliche kritischen H-Werte wurden der χ^2-Tabelle entnommen.

Es ergaben sich folgende Werte:

Tabelle (22)

Popu-lations-form	Gültige Hypothese				
	H_0		H_1		
	$\alpha_{H_{emp}}$	$\alpha_{F_{emp}}$	$(1 - \beta_H)_{emp}$	$(1 - \beta_F)_{emp}$	$\dfrac{(1 - \beta_H)_{emp}}{(1 - \beta_F)_{emp}}$
$\sim^2$	o,o3o	o,o5o	o,52o	o,54o	o,963
$\sim^5$	o,o6o	o,o3o	o,62o	o,39o	1,59o
$\sim^{1o}$	o,o1o	o,o5o	o,55o	o,14o	3,929

<u>Schlußfolgerungen:</u>

1) Die Güte des H-Tests wird sowohl bei Gültigkeit der H_0 als auch bei Gültigkeit der H_1 kaum vom Exzeß einer symmetrischen Verteilung berührt.

2) Je stärker der Exzeß einer symmetrischen Verteilung von dem einer Normalverteilung abweicht, desto größer wird die relative Effizienz des H-Tests im Vergleich zum F-Test.

---

1 Vor der unter 'Form' beschriebenen Transformation.

3.422.   Verteilungen mit Abweichungen von der Normalverteilung in
          Exzeß und Schiefe

Der Einfluß der Schiefe einer Verteilung auf die absolute und relative
Güte von H- und F-Test ist offenbar schwerer zusammenzufassen als der
Einfluß des Exzeß bei symmetrischen Verteilungen. Illers (1977) stellt
für den Wilcoxon-Test fest, daß die Stärke dieses Tests bereits bei drei
verschiedenen linksschiefen Verteilungen sehr unterschiedlich ist. Da
der Wilcoxon-Test sehr nah mit dem H-Test verwandt ist (Kruskal/Wallis
1952) dürfte ähnliches auch für den H-Test zutreffen.
Exemplarisch - ohne Anspruch auf Verallgemeinerbarkeit - seien deshalb
zwei leicht asymmetrische (F und D), zwei stark asymmetrische (C und
E) und zwei Sonderformen nicht-normalverteilter Populationsformen untersucht.

Rahmenbedingungen:	Zahl der Treatmentstufen	$k = 4$
	Zahl der Versuchspersonen pro Treatmentstufe	$n_j = 5$
	Zahl der Stichproben pro Konstellation $k \cdot n_j$ / Form der Population	$N_{MC} = 1oo$
	Nominales Alpha-Niveau	$\alpha = 0,o5$
Populationscharakteristika		
Form	A	Sinus-Verteilung (~)
	B	Stetige Gleichvertei-lung (⊓)
	C	Verteilung der kumulierten Werte normalverteilter, varianzhomogener Zufallszahlen ($\Sigma\sim$)
	D	Verteilung der Quadratwurzeln normalverteilter, varianzhomogener Zufallszahlen ($\sqrt{\sim}$)[1]

---

1 ((siehe Fußnote 1 übernächste Seite))

87

<table>
<tr><td>E</td><td>Verteilung der Absolutwerte normalverteilter, varianzhomogener Zufallszahlen ($|\sim|$)</td></tr>
<tr><td>F</td><td>Verteilung der dekadischen Logarithmen normalverteilter, varianzhomogener Zufallszahlen (lg $\sim$)[1]</td></tr>
</table>

	$\sigma = 2{,}684$
Streuung[2]	
Mittelwerte[2]	
Unter H_0	$\mu = 4$
Unter H_1	$\mu_1 = 2 \quad \mu_2 = 3$
	$\mu_3 = 7 \quad \mu_4 = 4$

Sämtliche kritischen H-Werte wurden der χ^2-Tabelle entnommen.

Es ergaben sich folgende Werte:

Tabelle (23)

Populationsform	Gültige Hypothese				
	H_0		H_1		
	$\alpha_{H_{emp}}$	$\alpha_{F_{emp}}$	$(1 - \beta_H)_{emp}$	$(1 - \beta_F)_{emp}$	$\dfrac{(1 - \beta_H)_{emp}}{(1 - \beta_F)_{emp}}$
$\sim$	0,05o	0,09o	0,12o	0,17o	0,7o6
⌐	0,02o	0,05o	0,49o	0,59o	0,831
$\Sigma\wedge$	0,08o	0,11o	0,69o	0,79o	0,873
$\sqrt{\wedge}$	0,05o	0,03o	0,57o	0,63o	0,9o5
$|\wedge|$	0,08o	0,04o	0,98o	0,99o	0,99o
lg $\wedge$	0,05o	0,06o	0,54o	0,53o	1,019

1 ((siehe Fußnote 1 auf der nächsten Seite))

2 ((siehe Fußnote 2 auf der nächsten Seite))

Schlußfolgerungen:

1) Liegt der Population eine Sinus-Verteilung zugrunde, verliert der
H-Test gegenüber dem F-Test bei Gültigkeit der H_1 an relativer Effizienz im Vergleich zu normalverteilten Populationen. Über die Güte
unter H_0 lassen sich wegen des geringen N_{MC} keine Aussagen machen.

2) Liegt ein rechteckverteiltes Merkmal vor, ist die relative Güte des
H-Tests gegenüber dem F-Test mit der bei normalverteilten Populationen vergleichbar. Der geringe Stichprobenumfang scheint sich bei
rechteckverteilten (= stetig gleichverteilten) Populationen noch
stärker negativ auf die Güte des H-Tests auszuwirken als bei normalverteilten Populationen. Dies läßt sich aus der Tatsache ableiten,
daß die asymptotische relative Effizienz des H-Tests im Vergleich
zum F-Test bei rechteckverteilten Merkmalen um 4,7% höher liegt als
bei normalverteilten. Dieser Gütegewinn ist im Kleinstichprobenbereich nicht zu beobachten.

3) Bei allen untersuchten schiefen Verteilungen erreicht der H-Test
eine höhere relative Effizienz im Vergleich zum F-Test als bei normalverteilten Populationen.
Die Auffassung von Roy (1971: cit. in DAI 32/o7:4289), daß Schiefe
einen stärkeren Einfluß auf die Teststärke des F-Tests hat als der
Exzeß kann jedoch nicht bestätigt werden. Zumindest seine relative
Effizienz im Vergleich zum H-Test wird stärker vom Exzeß beeinflußt.
Die vorliegende Untersuchung stützt somit die Auffassung von Srivastava (1959)(s.o.).

---

1 ((bezieht sich auf die vorige und vorvorige Seite))
Es ergibt sich das Problem negativer Zufallszahlen, von denen im Bereich reeller Zahlen weder der dekadische Logarithmus noch die Qua-
dratwurzel gebildet werden kann. Dieses Problem wurde durch eine
Rechtsverschiebung der Ausgangsverteilungen umgangen ($\mu > 2$). Traten
dennoch negative Ausgangszahlen (= zu transformierende Zufallszahlen)
auf, so wurde in diesen Fällen der Logarithmus bzw. die Quadratwur-
zel nicht berechnet, die Fälle gingen nicht in die Gütemaßzahl-Be-
rechnungen ein.

2 ((bezieht sich auf die vorige Seite))
Jeweils vor der unter Populationscharakteristika – Form A – F beschriebenen Transformation.

3.43.   Ergebnisse unter Verletzung der 'Varianzhomogenitätsvoraus-
          setzung' bei Erfüllung der 'Normalverteilungsvoraussetzung'

Nach Bortz (1979)(s.o.) kommt der Varianzhomogenitätsvoraussetzung bei
gleichgroßen Stichproben keine Bedeutung zu.
Im folgenden soll belegt werden, daß diese Zusammenfassung der vorliegenden Literatur zwar eine Grundtendenz richtig wiedergibt und so auch
für den Praktiker von gewisser Bedeutung ist, im Detail jedoch einiger
wichtiger Ergänzungen bedarf.
Zunächst jedoch noch kurz zu ungleichgroßen Stichproben.

3.431.   Varianzheterogenität und ungleichgroße Stichproben

Bereits Box (1954) zeigte theoretisch, daß der F-Test bei negativer
Korrelation (Fall A) zwischen Stichprobenstreuung und Stichprobenumfang unter der H_o zu progressiven Fehlentscheidungen führt, während
eine positive Korrelation (Fall B) konservative Fehlentscheidungen
nach sich zieht. Diese theoretischen Überlegungen von Box wurden seit-
dem in mehreren Monte-Carlo-Simulationen bestätigt und können als ge-
sichert angesehen werden.

Howell/Games (1973) ermittelten für Fall A ein durchschnittliches empirisches Alpha von o,134; für Fall B eines von o,019. Kohr/Games
(1974) ermittelten ein durchschnittliches α_{emp} von o,129 für Fall A
und eines von o,044 für Fall B. In neuesten Untersuchungen können diese Ergebnisse erneut belegt werden: Levy (1978) gibt für Fall A ein
durchschnittliches empirisches Alpha von o,296 an; für Fall B eines
von o,017.

Über das Verhalten von F unter H_1 sind dem Verfasser keine Studien bekannt, vermutet werden kann jedoch, daß sich (1 - B) proportional
zu α verhält.

Über die Güte des H-Tests unter gleichen Bedingungen liegt eine Untersuchung von Keselman/Rogan/Feir-Walsh (1977) vor. Die Autoren fassen
diese Studie in folgendem Satz zusammen: "... the rates of Type I error
for the non-parametric tests are affected by combining unequal group
sizes with heterogeneous variances in a manner similar to the probabi-
lities reported for the ANOVA F-test (1977:213)." Das Ausmaß der Abweichungen vom nominalen Alpha-Niveau ist im allgemeinen für non-parametrische Tests bei Verletzung der parametrischen Voraussetzungen geringer als für ihre parametrischen Äquivalente (Marascuilo/McSweeney
1977:89).

Die Zusammenfassung dieser beiden Erkenntnisse läßt folgende Schlußfolgerungen zu:

1) Bei negativer Korrelation zwischen Streuung und Umfang von Stichproben fällt der H-Test weniger Fehlentscheidungen.

2) Bei positiver Korrelation fällt der F-Test weniger Fehlentscheidungen, ist jedoch unter H_o konservativ und verliert unter H_1 im
   Vergleich zu seinem Verhalten unter vollständig parametrischen Bedingungen an Teststärke.

3.432.   Varianzheterogenität bei gleichgroßen Stichproben

Zum Fall gleichgroßer Stichproben soll wieder eine eigene Monte-Carlo-
Untersuchung vorgestellt werden.
In der Literatur liest man noch gelegentlich, daß der F-Test unter H_0
bei gleichgroßen Stichproben konservative Fehlentscheidungen fällt
(Bortz 1973: 19). Diese Annahme kann jedoch nicht mehr aufrechterhalten werden: Howell/Games (1973) geben für diesen Fall α_{emp} mit durch-
schnittlich o,o68 an, Kohr/Games (1974) mit o,o75, Levy (1978) mit
o,o89.
Nun zur eigenen Untersuchung.

3.4321.   Unter Gültigkeit der H_o

Rahmenbedingungen: Zahl der Treatmentstufen $k = 4$

Zahl der Versuchspersonen

pro Treatmentstufe $n_j = 5$

Zahl der Stichproben pro

Konstellation $k \cdot n_j$ /SK I - III $N_{MC} = 1oo$

Nominales Alpha-Niveau $\alpha = o,o5$

Populationscharakteristika

	Form		Normalverteilung

Streuung SK^1 I $\sigma_1 = 2,684$

$\sigma_2 = 2,684$

$\sigma_3 = 2,684$

$\sigma_4 = 26,84o$

SK II $\sigma_1 = 2,684$

$\sigma_2 = 2,684$

$\sigma_3 = 13,42o$

$\sigma_4 = 26,84o$

SK III $\sigma_1 = 2,684$

$\sigma_2 = 6,71o$

$\sigma_3 = 13,42o$

$\sigma_4 = 26,84o$

Mittelwert $\mu = 4$

Sämtliche kritischen H-Werte wurden der χ^2-Tabelle entnommen.

Es ergaben sich folgende Werte:

((Tabelle 24 folgt auf der nächsten Seite))

---

1 SK = Streuungskondition. Aus den oben aufgeführten Streuungen der
  einzelnen Populationen ergeben sich folgende durchschnittliche Streuungen über alle Stichproben: SK I - $\sigma \cdot = 8,723$; SK II - $\sigma \cdot = 11,4o7$;
  SK III - $\sigma \cdot = 12,414$. Das Verhältnis zwischen größter und kleinster
  Streuung wurde mit Bedacht sehr groß gewählt, da davon auszugehen ist,
  daß bei kleineren Streuungsunterschieden nur sehr geringfügige Abweichungen vom nominalen Alpha-Niveau bzw. vom ß-Fehler-Erwartungswert
  festzustellen sind (Roy 1971: cit. in DAI 32/o7:4289).

Tabelle (24)

Streuung in der Population	αH_{emp}	αF_{emp}
SK I	0,050	0,070
SK II	0,070	0,110
SK III	0,030	0,060
Durchschnitt	0,050	0,080

Schlußfolgerung:

Bei Heterogenität der Varianzen ist der F-Test unter H_o leicht progressiv.

3.4322. Unter Gültigkeit der H_1 bei verschiedenen Korrelationen zwischen Populationmittelwert und -streuung

Rahmenbedingungen:

Zahl der Treatmentstufen	$k = 4$
Zahl der Versuchspersonen pro Treatmentstufe	$n_j = 5$
Zahl der Stichproben pro Konstellation $k \cdot n_j$ / SK / MK	$N_{MC} = 1oo$
Nominales Alpha-Niveau	$\alpha = 0,o5$

Populationscharakteristika

Form		Normalverteilung
Streuung		SK I[1]
		SK II
		SK III
Mittelwerte	MK[2] I	$\mu_1 = 7$
		$\mu_2 = 4$
		$\mu_3 = 3$
		$\mu_4 = 2$
	MK II	$\mu_1 = 2$
		$\mu_2 = 3$
		$\mu_3 = 4$
		$\mu_4 = 7$

Sämtliche kritischen H-Werte wurden der χ^2-Tabelle entnommen.

Es ergaben sich folgende Werte:

((Tabelle (25) folgt auf der nächsten Seite))

---

1 SK I, SK II und SK III = Streuungen der Populationen wie in Kapitel 3.4321. beschrieben.

2 MK = Mittelwertskonstellationen

Tabelle (25)

Streuung in der Population	Mittelwert in der Population	$(1 - \beta_H)_{emp}$	$(1 - \beta_F)_{emp}$	$\dfrac{(1 - \beta_H)_{emp}}{(1 - \beta_F)_{emp}}$
SK I		0,2oo	0,14o	1,429
SK II	MK I	0,o9o	0,16o	0,563
SK III		0,o4o	0,o7o	0,571
Durchschnitt[1]		0,11o	0,123	0,854
SK I		0,o9o	0,16o	0,563
SK II	MK II	0,o6o	0,12o	0,5oo
SK III		0,o5o	0,o8o	0,625
Durchschnitt[1]		0,o67	0,121	0,563
Gesamtdurchschnitt[1]		0,o88	0,122	0,7o9

<u>Schlußfolgerungen:</u>

1) Die Teststärke des F-Tests ändert sich nicht, ob μ und σ positiv oder negativ miteinander korrelieren.

2) F-Test und H-Test verlieren an Teststärke je höher μ und σ miteinander korrelieren.

3) Bei positiver Korrelation zwischen μ und σ hat der H-Test gegenüber dem F-Test eine geringere relative Effizienz als unter vollständig parametrischen Bedingungen.

---

1 Die Durchschnitte wurden jeweils aus den in der Tabelle aufgeführten Zahlen berechnet. Die Durchschnittswerte ergeben sich somit aus den drei bzw. sechs über dem jeweiligen Durchschnittwert aufgeführten Zahlen; zeilenweise ergeben sich durch diese Berechnungsart Rundungsfehler.

3.44.   Ergebnisse unter Verletzung sowohl der 'Normalverteilungs-'
         als auch der 'Varianzhomogenitätsvoraussetzung'

Neben Merkmalen, bei denen jeweils eine Voraussetzung nicht erfüllt
ist, wird es - vermutlich häufiger - Merkmale geben, bei denen sowohl
die 'Normalverteilungs-' als auch die 'Varianzhomogenitätsvoraussetzung' verletzt ist. Da wiederum unendlich viele verschiedene
Arten der Verletzung möglich sind, eine ausführliche Untersuchung vie-
ler verschiedener Kombinationen von Nicht-Normalität und Varianzheterogenität im Rahmen dieser Arbeit jedoch - um den Umfang nicht zu groß
werden zu lassen - nicht möglich ist, soll hier nur ein Fall exemplarisch behandelt werden:

Unter H_o

Rahmenbedingungen: Zahl der Treatmentstufen $k = 4$

                   Zahl der Versuchspersonen

                   pro Treatmentstufe $n_j = 5$

                   Zahl der Stichproben pro

                   Konstellation $k \cdot n_j$/SK / MK $N_{MC} = 1oo$

                   Nominales Alpha-Niveau $\alpha = 0,o5$

                   Populationscharakteristika

                      Form   Verteilung der Qua-

                                                   dratwurzeln normal-

                                                   verteilter Zufalls-

                                                   zahlen ($\sqrt{\frown}$) (s.

                                                   Kapitel 3.422.)

                      Streuung[1]   SK I, SK II, SK III[2]
                      Mittelwert[1] $\mu = 4$

Sämtliche kritischen H-Werte wurden der χ^2-Tabelle entnommen.
Es ergaben sich folgende Werte:

Tabelle (26)

Streuung in der Population	$\alpha_{H_{emp}}$	$\alpha_{F_{emp}}$
SK I	0,46o	0,78o
SK II	0,57o	0,64o
SK III	0,51o	0,65o
Durchschnitt	0,513 (!!!)	0,69o (!!!)

---

1 Vor der unter 'Form' beschriebenen Transformation.
2 S. Kapitel 3.4321.

Unter H_1

Rahmenbedingungen: Zahl der Treatmentstufen $\qquad$ $k = 4$

Zahl der Versuchspersonen

pro Treatmentstufe $\qquad$ $n_j = 5$

Zahl der Sticproben pro

Konstellation $k \cdot n_j$ / SK / MK $\qquad$ $N_{MC} = 1oo$

Nominales Alpha-Niveau $\qquad$ $\alpha = o,o5$

Populationscharakteristika

Form $\qquad$ Verteilung der Quadratwurzeln normal-verteilter Zufallszahlen ($\sqrt{\frown}$)

Streuung[1] $\qquad$ SK I, SK II, SK III[2]

Mittelwerte[1] $\qquad$ MK I, MK II[3]

Sämtliche kritisches H-Werte wurden der χ^2-Tabelle entnommen.

Es ergaben sich folgende Werte:

Tabelle (27)

Streuung in der Population	Mittelwerte in der Population	$(1 - \beta_H)_{emp}$	$(1 - \beta_F)_{emp}$	$\dfrac{(1 - \beta_H)_{emp}}{(1 - \beta_F)_{emp}}$
SK I		o,66o	o,74o	o,892
SK II	MK I	o,68o	o,8oo	o,85o
SK III		o,66o	o,84o	o,786
Durchschnitt[4]		o,667	o,793	o,843
SK I		o,81o	o,88o	o,92o
SK II	MK II	o,51o	o,58o	o,879
SK III		o,39o	o,5oo	o,78o
Durchschnitt[4]		o,57o	o,653	o,86o
Gesamtdurchschnitt[4]		o,618	o,723	o,851

---

1 Vor der unter 'Form' beschriebenen Transformation.

2 Vgl. Kapitel 3.4321.

3 Vgl. Kapitel 3.4322.

4 Durchschnittswerte jeweils aus der Tabelle berechnet, dadurch Rundungsungenauigkeiten; vgl. auch Kapitel 3.4322.

<u>Schlußfolgerung:</u>

H-Test und F-Test sind unter den beschriebenen Bedingungen ($\sqrt{\frown}$,
ungleiche Varianzen) unbrauchbar, da sie bei Gültigkeit der H_o zwischen 5o% und 7o% Fehlentscheidungen treffen.
Alle anderen Erkenntnisse, so z.B. daß sich das Verhalten von F- und
H-Test unter Gültigkeit der H_1 kaum von dem unter vollständig parametrischen Bedingungen unterscheidet, sind hiernach von untergeordneter
Bedeutung.

3.5.   Ergebnisse unter Verletzung sowohl der parametrischen als
        auch der non-parametrischen Voraussetzungen

Bis hierher war jeweils von Voraussetzungsverletzungen der parametrischen Varianzanalyse die Rede. Die Voraussetzungen der non-parametrischen Varianzanalyse waren jeweils erfüllt.
Nun ist jedoch auch die non-parametrische Varianzanalyse an Voraussetzungen gebunden (s.o.).
Im folgenden soll geprüft werden, wie sich die Verletzung der 'Stetigkeitsvoraussetzung' (3.Voraussetzung) und der'Homomeritätsvoraussetzung'
(2. Voraussetzung) auf die Teststärke des H-Tests sowie auf seine relative Effizienz im Vergleich zum F-Test auswirkt.
Die Unabhängigkeitsvoraussetzung ist - wie schon bei der parametrischen
Varianzanalyse ausgeführt - eo ipso erfüllt (1. Voraussetzung).
Beschäftigen wir uns zunächst mit der Stetigkeitsvoraussetzung.

3.51.   Ergebnisse unter Verletzung der 'Stetigkeits-' bei Erfül-
         lung der 'Homomeritätsvoraussetzung'

Wird der Kruskal-Wallis-Test auf nicht stetige Verteilungen angewandt,
so wird sowohl die exakte Prüfverteilung von H als auch die approxima-
tive X^2-Prüfverteilung konservativ (Kruskal/Wallis 1952). Den Güteverlust, der bei diskreten Verteilungen durch Verbundränge verursacht
wird, versucht man durch eine sogenannte 'tie-correction' (=Verbund-
rangkorrektur) zu verringern.
Die Korrektur hat folgende Formel

$$\text{Gleichung (6)} \qquad H_{corr} = \frac{H}{1 - \dfrac{1}{N^3 - N} \sum_{l=1}^{r} (t_l^3 - t_l)}$$

Hierin bedeuten: H - das bekannte Kruskal-Wallis H (Gl. (4))

                N - der Gesamtstichprobenumfang

                t - Die Anzahl der Werte in einer Gruppe verbun-
                          dener Ränge

                l - Laufindex von t (läuft von 1 bis r)

                r - Gesamtzahl der Verbundranggruppen.

Die im folgenden ermittelten Gütemaßzahlen für H sowie die Vergleichs-
werte von H und F beziehen sich jeweils auf H_{corr}.

3.511. Symmetrische diskrete Verteilungen

Wenden wir uns zunächst zwei symmetrischen diskreten Verteilungen zu:

1) der "diskreten Normalverteilung (geschnitten)" ( ), bei der die normalverteilten Zufallszahlen jeweils nach der ganzen Zahl abgeschnitten (SPSS-Befehl TRUNC (Nie et al. 1975)) und nur die so erzeugten ganzen Zahlen in die Zufallsstichproben genommen werden;

2) der "diskreten Normalverteilung (gerundet)" ( ), bei der die normalverteilten Zufallszahlen jeweils mathematisch zur ganzen Zahl gerundet (SPSS-Befehl RND (Nie et al. 1975)) und nur die so erzeugten ganzen Zahlen in die Zufallsstichproben genommen werden.

Rahmenbedingungen: Zahl der Treatmentstufen $k = 4$

Zahl der Versuchspersonen pro Treatmentstufe $n_j = 5$

Zahl der Stichproben pro Konstellation $k \cdot n_j$ / Form $N_{MC} = 100$

Nominales Alpha-Niveau $\alpha = 0,05$

Populationscharakteristika

Form

Streuung[1] $\sigma = 2,684$

Mittelwerte[1] Unter H_0 $\mu = 4$

Unter H_1 $\mu_1 = 2$ $\mu_2 = 3$

$\mu_3 = 7$ $\mu_4 = 4$

Sämtliche kritische H-Werte wurden der χ^2-Tabelle entnommen.

Es ergaben sich folgende Werte:

Tabelle (28)

Popu-lations-form	Gültige Hypothese				
	H_0		H_1		
	$\alpha_{H_{emp}}$	$\alpha_{F_{emp}}$	$(1 - \beta_H)_{emp}$	$(1 - \beta_F)_{emp}$	$\dfrac{(1 - \beta_H)_{emp}}{(1 - \beta_F)_{emp}}$
	0,040	0,040	0,570	0,690	0,826
	0,020	0,020	0,490	0,620	0,817

---

1 Vor der unter 'Form' beschriebenen Transformation.

<u>Schlußfolgerung</u>:

Bei symmetrischen diskreten Verteilungen - zumal wenn sie einen glok-
kenähnlichen Polygonzug bilden - unterscheidet sich das Verhalten von
H- und F-Test kaum von dem unter vollständig parametrischen Bedingungen.
Mit diesen Ergebnissen werden Untersuchungen von Woods (1972) bestätigt, der für H_{corr} nur einen geringfügigen Güteverlust durch diskre-
te Meßwerte gefunden hat.

3.512.   Poisson-Verteilung

Über die Güte von F-Test und H-Test bei unsymmetrischen diskreten Verteilungen gibt es vermutlich ebensowenig verallgemeinerbare Urteile wie bei stetigen Verteilungen derselben Klasse (Illers 1977). Exemplarisch sei hier die Poisson-Verteilung untersucht.

Rahmenbedingungen: Zahl der Treatmentstufen $\qquad$ $k = 4$

Zahl der Versuchspersonen
pro Treatmentstufe $\qquad$ $n_j = 5$

Zahl der Stichproben pro
Konstellation $k \cdot n_j$ / Form $\qquad$ $N_{MC} = 1oo$

Nominales Alpha-Niveau $\qquad$ $\alpha = o,o5$

Populationscharakteristika

Form $\qquad$ Poisson-Verteilung

Streuung $\left.\begin{array}{c}\end{array}\right\}$ Die Konstruktion

Mittelwerte $\qquad$ der Population mußte in diesem Fall den Besonderheiten der Poisson-Verteilung angepaßt werden. Da bei der Poisson-Verteilung μ und σ identisch sind, wurden zunächst Poisson-verteilte Zufallszahlen mit μ und σ gleich 2,684 erzeugt. Zu diesen Zufallszahlen wurde dann, ohne die Form der Population zu verändern, jeweils noch die Differenzen zu den erwünschten Mittelwerten (unter H_o $\mu = 4$; unter H_1 $\mu_1 = 2$ $\mu_2 = 3$ $\mu_3 = 7$ $\mu_4 = 4$) hinzuaddiert.

Sämtliche kritischen H-Werte wurden der χ^2-Tabelle entnommen.

Es ergaben sich folgende Werte:

Tabelle (29)

Populationsform	Gültige Hypothese				
	H_0		H_1		
	αH_{emp}	αF_{emp}	$(1 - \beta_H)_{emp}$	$(1 - \beta_F)_{emp}$	$\dfrac{(1 - \beta_H)_{emp}}{(1 - \beta_F)_{emp}}$
[1]	0,070	0,090	0,920	0,970	0,948

<u>Schlußfolgerung:</u>

Bei Poisson-verteilten Populationen ist die relative Effizienz des H-
-Tests gegenüber dem F-Test höher als bei normalverteilten Populationen.

---

[1] Dem Verfasser ist bekannt, daß die Poisson-Verteilung nach Siméon
Denis Poisson benannt ist und nicht noch 'poisson' frz. = Fisch.
Da die Poisson-Verteilung in ihrer Form aber je nach Streuung sehr
stark variiert, wurde als Signet für diese Verteilung der Einfach-
heit halber ein Fisch gewählt.

3.52.   Ergebnisse unter Verletzung der 'Stetigkeits-' und der
         'Homomeritätsvoraussetzung'

Wenn wir nun zur Homomeritätsvoraussetzung kommen, so gilt es hierzu
zunächst einige Bemerkungen zu machen. Wie Lienert (1962) richtig be-
merkt, ist der H-Test ein Omnibustest: Wird H_o verworfen, so kann
grundsätzlich nur gesagt werden, daß sich die Populationen unterscheiden, nicht jedoch, hinsichtlich welches oder welcher Parameter. Zwar
spricht H hauptsächlich auf Lagealternativen an (Marascuilo/McSweeney
1977) immer aber auch auf weitere Populationsunterschiede. Dies soll
an einem Beispiel verdeutlicht werden: Nehmen wir an, uns läge eine
Stichprobe vor mit dem Umfang k = 3 n_j = 3; die einzelnen Daten seien
folgende:

Tabelle (3o)

	A_1	A_2	A_3
G = 54 $\bar{G}$ = 6	6 2 1	8 4 3	12 11 7
$\sum\limits_{i=1}^{n_j} x_{ij}$	9	15	3o
$\bar{A}_j$	3	5	1o

Für diese Stichprobe ergibt sich nach Gl. (4) ein H-Wert von 5,o67
(nicht signifikant auf dem 5%-Niveau) und nach Gl. (1) und (2) und
den dazugehörigen Freiheitsgraden ein F-Wert von 5,571 (signifikant
auf dem 5%-Niveau). Transponiert man die Stichprobe so, daß kein Lage-
unterschied mehr festzustellen ist, also jede einzelne Stichprobe auf
den Gesamtmittelwert aus Tabelle (3o), so ergibt sich folgendes Bild:

((Tabelle (31) folgt auf der nächsten Seite))

Tabelle (31)

	$A_1{}'$ ($x_{ij} \cdot 2$)	$A_2{}'$ ($x_{ij} \cdot 1,2$)	$A_3{}'$ ($\dfrac{x_{ij} \cdot 6}{10}$)
$G' = 54$ $\overline{G}' = 6$	12 4 2	9,6 4,8 3,6	7,2 6,6 4,2
$\sum\limits_{i=1}^{n_j} x_{ij}{}'$	18	18	18
$\overline{A}_j{}'$	6	6	6

Hierfür ergibt sich zwangsläufig ein F-Wert von 'Null', H hingegen
hat den Wert von o,356. Man kann auf diese Weise quantifizieren, daß
knapp 7% des ursprünglichen H-Werts nicht auf Lageunterschiede, sondern auf andere Populationsunterschiede zurückzuführen waren; in unserem Falle, da die Varianzen homogen sind, also auf Formunterschiede.
Selbstverständlich ist anzumerken, daß bei Formunterschieden auch die
Normalverteilungsvoraussetzung des F-Tests verletzt ist. Es ist deshalb sehr wohl möglich, daß der F-Test in unserem Beispiel eine Fehlentscheidung getroffen hat; der F-Wert aber ist – anders als seine
Prüfverteilung – von Formunterschieden der Populationen unabhängig.
Die Omnibus-Test-Eigenschaft des Kruskal-Wallis-Test kann in Extrem-
fällen zu gravierenden Fehlentscheidungen führen; Beispiel:

Tabelle (32)

	A_1	A_2	A_3
$G = 720$ $\overline{G} = 40$	38 39 40 40 41 42	15 43 44 45 46 47	0 48 48 48 48 48
$\sum\limits_{i=1}^{n_j} x_{ij}$	240	240	240
$\overline{A}_j$	40	40	40

Für diese Stichprobe ist F gleich 'Null', H hingegen gleich 6,737 (H_{corr} = 6,886), ein Wert, der auf dem 5%-Niveau signifikant ist und nur durch Streuungs- und Formunterschiede der Populationen zustande gekommen ist.

Die Vermutung, daß H bei verschiedenförmigen Populationen extrem progressive Fehlentscheidungen trifft, wurde in einer Simulation bestätigt.

Rahmenbedingungen: Zahl der Treatmentstufen	$k = 4$
Zahl der Versuchspersonen pro Treatmentstufe	$n_j = 5$
Zahl der Stichproben pro Konstellation $k \cdot n_j$	$N_{MC} = 1oo$
Nominales Alpha-Niveau	$\alpha = o,o5$
Populationscharakteristika	
Formen	A Normalverteilung
	B Rechteckverteilung
	C "Diskrete Normalverteilung (gerundet (vgl. Kapitel 3.511.)
	D Verteilung der zur zehnten Potenz erhobenen normalverteilten, varianzhomogenen Zufallszahlen
Streuung[1]	$\sigma = 2,684$
Mittelwerte	
Unter H_o	$\mu = 4$[1]
Unter H_1	A Die unter 'Form' beschriebenen Transformationen werden zunächst mit $\mu_{1,2,3,4} = 4$ durchgeführt; dann

1 Vor den unter 'Formen' beschriebenen Transformationen.

wird von jedem transponierten Wert aus Population A '2' subtrahiert, von jedem Wert aus Population B '1', zu **je**dem Wert aus Population C werden '3' addiert, die transponierten Werte aus Population D bleiben gleich. Auf diese Art und Weise ist mit relativ geringen Mittelwertsunterschieden in der Population zu rechnen.[1]

B Die Mittelwerte werden vor der Transformation, wie sie unter 'Formen' beschrieben ist auf $\mu_1 = 2$ $\mu_2 = 3$ $\mu_3 = 7$ $\mu_4 = 4$ festgelegt und dann transponiert. Auf diese Art und Weise ist mit hohen Mittelwertsunterschieden in den Populationen zu rechen.[1]

Sämtliche kritischen H-Werte wurden der χ^2-Tabelle entnommen.

---

1 Eine genauere Quantifizierung ist dem Verfasser wegen der Unterschiedlichkeit der Verteilungen und ihrer Besonderheiten auf der Grundlage seiner mathematischen Kenntnisse nicht möglich.

Es ergaben sich folgende Werte:

Tabelle (33)

Gültige Hypothese H_0	
$\alpha_{H_{emp}}$	$\alpha_{F_{emp}}$
o,5oo	o,o4o

Gültige Hypothese H_1					
MK^1 A			MK^1 B		
$(1 - \beta_H)_{emp}$	$(1 - \beta_F)_{emp}$	$\dfrac{(1 - \beta_H)_{emp}}{(1 - \beta_F)_{emp}}$	$(1 - \beta_H)_{emp}$	$(1 - \beta_F)_{emp}$	$\dfrac{(1 - \beta_H)_{emp}}{(1 - \beta_F)_{emp}}$
1,ooo	o,o2o	5o,ooo	1,ooo	o,38o	2,632

<u>Schlußfolgerung</u>:

F-Test und H-Test sind bei gleichzeitiger Verletzung aller parametrischen und non-parametrischen Voraussetzungen unbrauchbar, der F-Test, weil er unter H_1 kaum Teststärke besitzt, der H-Test, weil er unter H_0 ca. 5o% Fehlentscheidungen trifft.

Diese Ergebnisse widersprechen stark den oben bereits zitierten Vermutungen von Marascuilo/McSweeney (1978) und Srisukho (197o), daß der Kruskal-Wallis-Test nicht besonders auf Unterschiede der Populationen in Streuung und Form anspricht. Zu ähnlichen Ergebnissen wie die vorliegende Untersuchung kommt jedoch Strand:

> " When Populations do not have identical distribution forms, the Type I error control of all the tests[2] generally, and especially for unequal sample sizes, is not acceptable when the skewnesses are in opposite directions (1973: cit. in DAI 34/o6:3ooo)."

---

1 MK = Mittelwertskonstellation

2 Untersucht wurden neben F- und H-Test noch drei weitere Tests für Mehrstichprobenmittelwertsvergleiche.

3.6.   Zusammenfassung der Ergebnisse aus Kapitel 3.

3.61.   Tabellarische Zusammenfassung[3]

Tabelle (34)

A Voraussetzungen beider Verfahren erfüllt (= Populationen normalverteilt und varianzhomogen)

Zahl der Treatmentstufen	3			4			5			4	4	4	4
Zahl der Versuchspersonen pro Treatmentstufe	$n_j \in \{3;25o\}$[2]			$n_j \in \{3;25o\}$			$n_j \in \{3;25o\}$			5	5	N=2o	
Nominales Alpha-Niveau	0,10	0,05	0,01	0,10	0,05	0,01	0,10	0,05	0,01	0,05	0,05	0,05	0,05
Populationscharakteristika — Form	∩	∩	∩	∩	∩	∩	∩	∩	∩	∩	∩	∩	∩
Streuung	2,684	2,684	2,684	2,684	2,684	2,684	2,684	2,684	2,684	$\in \{0,1;10\}$	$\in \{2,3;7,5\}$	2,684	2,684
Mittelwerte Unter H_0	4	4	4	4	4	4	4	4	4	—[1]	—	—	—
Mittelwerte Unter H_1	2;3;7;4	2;3;7;4	2;3;7;4	2;3;7;4	2;3;7;4	2;3;7;4	2;3;7;4	2;3;7;4	2;3;7;4	2;3;7;4	$\in \{0; 13\}$	7;4;3;2	2;3;4;7
Besonderheiten der Stichprobenziehung	—	—	—	—	—	—	—	—	—	—	$\sigma^2_m \in \{2,5; 27,5\}$	$r_{\mu/n_j} \in \{0,+1\}$	$r_{\mu/n_j} \in \{0,-1\}$
Test mit der geringeren Differenz zwischen nominalem und empirischem Alpha-Niveau unter H_0	F	F	F	F	F	F	F	F	F	—	—	—	—
Relative Effizienz	$\in \{0,81;0,96\}$			$\in \{0,51;0,96\}$			$\in \{0,53;0,99\}$			$\in \{0,167;1\}$	$\in \{0,787; 0,921\}$	$\in \{0,614;0,787\,5\}$	$\in \{0,25\,0;0,772\}$
Durchschnittliche relative Effizienz	0,517			0,867			0,856			—	—	0,787	0,508

1 ▬ = keine bzw. nicht erhoben bzw. nicht berechnet.

2 $\in \{..,..\}$ = Element aus einer diskreten Menge von Werten zwischen A und B.

3 Alle Tabellen sind im - besser leserlichen - DIN A4 Originalformat beim Verfasser (TU Berlin Institut für Psychologie
Dovestr. 1 - 5 1ooo Berlin 1o) erhältlich.

Tabelle (35)

B Voraussetzungen der parametrischen Varianzanalyse nicht erfüllt,
Voraussetzungen der non-parametrischen Varianzanalyse erfüllt.

1. Populationen nicht-normalverteilt, aber varianzhomogen

Zahl der Treatmentstufen	4	4	4	4	4	4	4	4	4
Zahl der Versuchspersonen pro Treatmentstufe	5	5	5	5	5	5	5	5	5
Nominales Alpha-Niveau	0,05	0,05	0,05	0,05	0,05	0,05	0,05	0,05	0,05
Populationscharakteristika — Form	$\sim$	$\sqcap$	$\Sigma\wedge$	$\sqrt{\ }\frown$	$\frown$	$\frown^2$	lg $\frown$	$\frown^5$	$\frown^{10}$
Streuung	2,684	2,684	2,684	2,684	2,684	2,684	2,684	2,684	2,684
Mittelwerte Unter H_0	4	4	4	4	4	4	4	4	4
Unter H_1	2;3;7;4	2;3;7;4	2;3;7;4	2;3;7;4	2;3;7;4	2;3;7;4	2;3;7;4	2;3;7;4	2;3;7;4
Besonderheiten der Stichprobenziehung	—	—	—	—	—	—	—	—	—
Test mit der geringeren Differenz zwischen nominalem und empirischem Alpha-Niveau unter H_0	H	F	H	F	F	F	H	H	H
Relative Effizienz	0,706	0,831	0,873	0,905	0,963	0,990	1,019	1,590	3,929

Tabelle (36)

B Voraussetzungen der parametrischen Varianzanalyse nicht erfüllt,
Voraussetzungen der non-parametrischen Varianzanalyse erfüllt.

2. Populationen normalverteilt, aber nicht varianzhomogen

<table>
<tr><td>Zahl der Treatmentstufen</td><td colspan="2" align="center">4</td><td colspan="2" align="center">4</td><td colspan="2" align="center">4</td></tr>
<tr><td>Zahl der Versuchspersonen pro Treatmentstufe</td><td colspan="2" align="center">5</td><td colspan="2" align="center">5</td><td colspan="2" align="center">5</td></tr>
<tr><td>Nominales Alpha-Niveau</td><td colspan="2" align="center">o,o5</td><td colspan="2" align="center">o,o5</td><td colspan="2" align="center">o,o5</td></tr>
<tr><td>Populationscharakteristika
Form</td><td colspan="2"></td><td colspan="2"></td><td colspan="2"></td></tr>
<tr><td>Streuung</td><td colspan="2">2,684; 2,684; 2,684; 26,84o</td><td colspan="2">2,864; 2,684; 13,42o; 26,84o</td><td colspan="2">2,684; 6,71o; 13,42o; 26,84o</td></tr>
<tr><td>Mittelwerte
Unter H_0</td><td colspan="2" align="center">4</td><td colspan="2" align="center">4</td><td colspan="2" align="center">4</td></tr>
<tr><td>Unter H_1</td><td>2; 3; 4; 7</td><td>7; 4; 3; 2</td><td>2; 3; 4; 7</td><td>7; 4; 3; 2</td><td>2; 3; 4; 7</td><td>7; 4; 3; 2</td></tr>
<tr><td>Besonderheiten der Stichprobenziehung</td><td>$r_{\mu/\sigma} \in \{o,+1\}$</td><td>$r_{\mu/\sigma} \in \{o,-1\}$</td><td>$r_{\mu/\sigma} \in \{o,+1\}$</td><td>$r_{\mu/\sigma} \in \{o,-1\}$</td><td>$r_{\mu/\sigma} \in \{o,+1\}$</td><td>$r_{\mu/\sigma} \in \{o,-1\}$</td></tr>
<tr><td>Test mit der geringeren Differenz zwischen nominalem und empirischem Alpha-Niveau unter H_0</td><td colspan="2" align="center">H</td><td colspan="2" align="center">H</td><td colspan="2" align="center">F</td></tr>
<tr><td>Relative Effizienz</td><td>o,563</td><td>o,429</td><td>o,5oo</td><td>o,563</td><td>o,625</td><td>o,571</td></tr>
<tr><td>Durchschnittliche relative Effizienz</td><td colspan="2" align="center">o,996</td><td colspan="2" align="center">o,532</td><td colspan="2" align="center">o,598</td></tr>
<tr><td></td><td colspan="6" align="center">0,709</td></tr>
</table>

Tabelle (37)

B Voraussetzungen der parametrischen Varianzanalyse nicht erfüllt,

Voraussetzungen der non-parametrischen Varianzanalyse erfüllt.

3. Populationen weder normalverteilt noch varianzhomogen

Zahl der Treatmentstufen	4		4		4	
Zahl der Versuchspersonen pro Treatmentstufe	5		5		5	
Nominales Alpha-Niveau	o,o5		o,o5		o,o5	
Populationscharakteristika Form						
Streuung	2,684;2,684;2,684;26,84o		2,684;2,684;13,42o;26,84o		2,684;6,71o;13,42o;26,84o	
Mittelwerte Unter H_0	4		4		4	
Unter H_1	2; 3; 4; 7	7; 4; 3; 2	2; 3; 4; 7	7; 4; 3; 2	2; 3; 4; 7	7; 4; 3; 2
Besonderheiten der Stichprobenziehung	$r_{\mu/\sigma} \in \{\wp;+1\}$	$r_{\mu/\sigma} \in \{o,-1\}$	$r_{\mu/\sigma} \in \{o,+1\}$	$r_{\mu/\sigma} \in \{o,-1\}$	$r_{\mu/\sigma} \in \{o,+1\}$	$r_{\mu/\sigma} \in \{o,-1\}$
Test mit der geringeren Differenz zwischen nominalem und empirischem Alpha-Niveau unter H_0	H^1		H^1		H^1	
Relative Effizienz	o,920	o,892	o,879	o,85o	0,780	0,786
Durchschnittliche relative Effizienz	o,9o6		o,865		o,783	
	bei positiver Korrelation zwischen μ und σ o,86o		bei negativer Korrelation zwischen μ und σ o,843		insgesamt 0,851	

1 Sowohl F- als auch H-Test weichen erheblich in progressiver Richtung vom nominalen Alpha-Niveau ab.

Tabelle (38)

C Voraussetzungen weder der parametrischen noch der non-parametrischen
Varianzanalyse erfüllt

1. Population diskret aber homomer

Zahl der Treatmentstufen	4	4	4
Zahl der Versuchspersonen pro Treatmentstufe	5	5	5
Nominales Alpha-Niveau	o,o5	o,o5	o,o5
Populationcharakteristika Form			
Streuung	2,684	2,684	2,684
Mittelwerte Unter H_0	4	4	4
Unter H_1	2; 3; 7; 4	2; 3; 7; 4	2; 3; 7; 4
Besonderheiten der Stich-probenziehung	—	—	—
Test mit der geringeren Differenz zwischen nominalem und empirischem Alpha-Niveau unter H_0	$H_{corr} \equiv F$	$H_{corr} \equiv F$	H_{corr}
Relative Effizienz	o,826	o,817	0,948

Tabelle (39)

C Voraussetzungen weder der parametrischen noch der non-parametrischen

   Varianzanalyse erfüllt

2. Populationen diskret und heteromer

Zahl der Treatmentstufen	4	
Zahl der Versuchspersonen pro Treatmentstufe	5	
Nominales Alpha-Niveau	o,o5	
Populationscharakteristika Formen		
Streuung		
Mittelwerte Unter H_0	4	
Unter H_1	kleinere Mittelwertsunterschiede	größere Mittelwertsunterschiede
Besonderheiten der Stichprobenziehung	—	
Test mit der geringeren Differenz zwischen nominalem und empirischem Alpha-Niveau unter H_0	F^1	
Relative Effizienz	5o,ooo	2,632

1 Der H-Test weicht erheblich in progressiver Richtung vom nominalen
Alpha-Niveau ab.

116

3.62.   Ergebniskatalog

A Unter vollständig parametrischen Bedingungen

1) Der H-Test erreicht die nach der 'asymptotischen Theorie' (s.o.)
   erwartete Teststärke $\overline{/3}(1 - \beta_F)\overline{/7}: \pi$ erst bei Stichprobenumfängen von n_j = ca. 2o.

2) Die relative Effizienz von H im Vergleich zu F nimmt unabhängig
   von n_j bei steigendem k ab.

3) Die relative Effizienz von H im Vergleich zu F nimmt unabhängig
   von k mit steigendem n_j zu.

4) Die relative Effizienz von H im Vergleich zu F übersteigt bei
   großem n_j regelmäßig den Wert der asymptotischen relativen Effizienz von o,955.

5) Das Nicht-Vorliegen von exakten H-Werten bedeutet einen relevanten Effizienz-Verlust bis zu einem Stichprobenumfang von n_j = ca.
   1o.

6) Bis zu einem Stichprobenumfang von n_j = ca. 1o hat die Anzahl der
   Treatmentstufen stärkeren Einfluß auf die relative Effizienz von
   H im Vergleich zu F, bei größeren Stichproben hat der Umfang n_j
   der Versuchspersonen größeren Einfluß.

7) H ist bei Gültigkeit der H_o im Vergleich zu F bei allen Stichprobenumfängen konservativ, relativ am wenigsten bei k = 3 n_j = 5.

8) Die Konservativität von H nimmt bei nominalem Alpha-Niveau → 0
   zu.

9) Die Konservativität von H nimmt mit steigendem k zu.

1o) Die Konservativität von H steht mit dem Stichprobenumfang in kei-
    nem monotonen Zusammenhang; Korrelation r = ca. +o,3.

11) Berücksichtigt man Fehler I. und II. Art, ist die Güte von H im
    Vergleich zu F stärker von der jeweiligen Konstellation von k und
    n_j abhängig als von N; vgl. 6).

12) Die Teststärke-Kurven des H- und des F-Tests verlaufen nicht paral-
    lel.

13) Für Stichproben vom Umfang k = 4 n_j = 5 hat der H-Test seine re-
    lative Stärke im Vergleich zum F-Test bei einem ß-Fehler-Erwar-
    tungswert von ca. o.4.

14) Unterschiedliche Streuungen der Populationsmittelwerte bei konstan-
    tem ß-Fehler-Erwartungswert haben nur geringen Einfluß auf die re-
    lative Effizienz des H-Tests im Vergleich zum F-Test. Erst bei
    sehr großen Mittelwertsstreuungen verliert der H-Test merklich an
    Effizienz.

15) Sowohl F- als auch H-Test verlieren bei ungleichgroßen Stichproben erheblich an Teststärke - je nach Korrelation zwischen μ
   und n_j zwischen 15% und 65%.

16) Korrelieren μ und n_j negativ miteinander, verlieren beide Verfahren mehr an Teststärke, als wenn sie positiv miteinander korrelieren.

17) Der H-Test verliert relativ zum F-Test bei negativer Korrelation
   mehr an Teststärke als bei positiver Korrelation.

B Unter Verletzung der Voraussetzungen der parametrischen Varianzanalyse, bei Erfüllung der Voraussetzungen der non-parametrischen Varianzanalyse

 1. Populationen nicht-normalverteilt, aber varianzhomogen

18) Die Güte des H-Tests wird sowohl unter H_0 als auch unter H_1 kaum
   vom Exzeß einer Verteilung berührt, solange diese symmetrisch ist.

19) Je stärker der Exzeß einer symmetrischen Verteilung von dem einer
   Normalverteilung abweicht, desto höher ist die relative Effizienz
   des H-Tests im Vergleich zum F-Test.

2o) Liegt einer Population eine Sinus-Verteilung zugrunde, verliert
   der H-Test gegenüber dem F-Test bei Gültigkeit der H_1 im Vergleich
   zu normalverteilten Populationen an Effizienz.

21) Liegt ein rechteckverteiltes Merkmal vor, ist die relative Effizienz des H-Tests gegenüber dem F-Test mit der bei normalverteilten Populationen vergleichbar.

22) Bei allen untersuchten schiefen Verteilungen erreicht der H-Test
   eine höhere relative Effizienz im Vergleich zum F-Test als bei
   normalverteilten Populationen.

2. Populationen normalverteilt, aber nicht varianzhomogen

23) Bei negativer Korrelation zwischen Streuungen und Umfängen von
   Stichproben fällt der H-Test weniger Fehlentscheidungen als der
   F-Test.

24) Bei positiver Korrelation fällt der F-Test weniger Fehlentscheidungen, ist jedoch unter H_0 konservativ und verliert gegenüber
   parametrischen Bedingungen an Teststärke.

25) Bei Heterogenität der Varianzen und gleichgroßen Stichproben ist
   der F-Test leicht progressiv.

26) Die Teststärke des F-Tests ändert sich nicht, ob μ und σ
positiv oder negativ miteinander korrelieren.

27) F-Test und H-Test verlieren an Stärke, je höher μ und σ
miteinander korrelieren.

28) Bei positiver Korrelation zwischen μ und σ hat der H-Test
gegenüber dem F-Test eine geringere relative Effizienz als unter vollständig parametrischen Bedingungen.

3. Populationen weder normalverteilt noch varianzhomogen

29) H- und F-Test sind unter bestimmten Bedingungen ($\sqrt{}$, ungleiche Varianzen) unbrauchbar, da sie bei Gültigkeit der H_0
zwischen 5o% und 7o% Fehlentscheidungen treffen.

C Unter Verletzung der Voraussetzungen sowohl der parametrischen als
auch der non-parametrischen Varianzanalyse
  1. Populationen diskret, aber homomer

    3o) Bei symmetrischen diskreten Verteilungen – zumal, wenn sie Glok-
    kenform haben – unterscheidet sich das Verhalten des F- und des
    H-Tests kaum von dem unter vollständig parametrischen Bedingun-
    gen.

    31) Bei Poisson-verteilten Populationen ist die relative Effizienz
    des H-Tests im Vergleich zum F-Test höher als bei normalverteil-
    ten Populationen.

  2. Populationen weder stetig noch homomer

    32) F- und H-Test sind bei gleichzeitiger Verletzung aller parame-
    trischen und non-parametrischen Voraussetzungen unbrauchbar:
    der F-Test, weil er unter H_1 kaum Teststärke besitzt, der H-
    Test, weil er unter H_0 ca. 5o% Fehlentscheidungen trifft.

4. Erstellung eines Schemas zur Auswahl des 'besten Tests' bei
    Mehrstichproben-Mittelwertsvergleichen (= einfachen einfak-
    toriellen varianzanalytischen Untersuchungsplänen)

Die Formulierung der Kapitelüberschrift könnte suggerieren, es handele
sich um eine schematische Entscheidung. Dem ist jedoch nicht so. Die
Frage, an welcher Stelle des Forschungsgangs die Entscheidung für ein
bestimmtes statistisches Verfahren gefällt werden sollte, wurde bereits in Kapitel 1.4. ausführlich diskutiert. Dort wurde empfohlen, die
Entscheidung über das anzuwendende statistische Verfahren direkt nach
der Augenscheinnahme der Daten zu fällen.
Zum Kriterium des 'besten Tests' wurde in Kapitel 1.3. bereits sinnge-
mäß formuliert: Es ist derjenige Test der beste, der am häufigsten die
wahren Verhältnisse in der Population erkennt. Nun muß an dieser Stelle
noch etwas zum Begriff der Wahrheit in der Inferenzstatistik gesagt
werden.

4.1.   Der Begriff der Wahrheit in der Inferenzstatistik

Sicherlich läßt sich Wahrheit im Bereich der Inferenzstatistik nicht
abschließend mit dem geflügelten Wort von Aristoteles abhandeln, der
gesagt hat:

> "Falsch ist es, vom Seienden zu sagen, es sei nicht und vom Nicht-
> Seienden zu sagen, es sei. Wahr ist es, vom Seienden zu sagen,
> es sei und vom Nicht-Seienden, es sei nicht (Aristoteles 3o v.u.
> Z.: cit. in. Klaus/Buhr 1972: 1132)."

Ohne zu dieser Aussage im Widerspruch zu stehen, haben wir in der Statistik jedoch von einem probabilistischen Wahrscheinlichkeitsbegriff
auszugehen, zu dem wir grundsätzlich auf dem Wege induktiver Erkenntnisgewinnung gelangen:

> "Prinzipiell ist jedes Anwenden der Statistik zur Erkenntnis all-
> gemeiner Gesetzmäßigkeiten im Wesen induktiv, weil bei einem Zu-
> fallsprozeß im streng logischen Sinne aus besonderen empirischen
> Daten weder die Begründung (modus ponens) noch die Widerlegung
> (modus tollens) eines allgemeinen Modells erfolgen kann. Empiri-
> sche Daten können ein theoretisches Modell weder eindeutig deter-
> minieren, noch eindeutig ausschließen. Ein theoretisches Modell
> läßt mit unterschiedlicher Wahrscheinlichkeit die unterschied-
> lichsten Daten (Ereignisse) zu und umgekehrt können mit unter-
> schiedlicher Plausibilität zu den gleichen empirischen Daten
> (Ereignissen) die unterschiedlichsten theoretischen Modelle ge-
> hören (Leiser 1978b:116)."

Eine Entscheidung über die Wahrheit einer Hypothese ist deshalb in der
Inferenzstatistik nur anhand von Wahrscheinlichkeits- bzw. - um in der
Terminologie von Leiser zu bleiben - Plausibilitätsaussagen[1] möglich.

---

1 Leiser (1978b:114-116) spricht im Bereich der Deduktion - beim Schließen von einem theoretischen Modell auf bestimmte Daten - von Wahrscheinlichkeit; im Bereich der Induktion - beim Schließen von bestimmten Daten auf ein theoretisches Modell - von Plausibilität.

4.2.   Zur Definition des Begriffs 'bester Test'

Mit Leiser könnte man deshalb formulieren:

Es ist der Test der beste, der sich für das plausibelste theoretische Modell entscheidet.

Dieser Satz ist jedoch für unsere Zwecke noch zu allgemein. Wir formulieren deshalb:

Es ist der Test der beste, der sich für die H_1 entscheidet, wenn H_1 wahrscheinlicher (plausibler) ist als H_0 und der sich - unter voller Ausschöpfung des zugestandenen Maßes an Fehlentscheidungen (nominales Alpha-Niveau) - für die H_0 entscheidet, wenn H_0 wahrscheinlicher (plausibler) ist als H_1.

4.3.   Aufstellung eines Kriterienkatalogs zur Auswahl des besten
          Tests für Mehrstichproben-Mittelwertsvergleiche

Es wurde bereits festgestellt, daß die Frage des besten Tests nicht
nach einer probeweisen Anwendung aller in Frage kommender Verfahren
auf die gerade vorliegenden Daten entschieden werden darf. In diesem
Fall liefe man Gefahr, sich nicht für den besten, sondern für den ge-
nehmsten Test zu entscheiden, für den Test also, der die eigene
Wunschhypothese bestätigt.

Die Entscheidung muß also aufgrund vorher gewonnener Erkenntnisse über
die zur Auswahl stehenden Verfahren getroffen werden.

Dies geschieht im Bereich der Varianzanalyse auf zweierlei Art und
Weise:

1) Man geht davon aus, daß die parametrische Varianzanalyse ein robustes, allenfalls konservatives Verfahren ist, daß bei Erfüllung der
   meßtheoretischen Voraussetzungen allen anderen Verfahren überlegen
   ist (vgl. Bortz 1979);

2) Man überprüft die mathematischen Voraussetzungen der parametrischen
   Varianzanalyse mit 'Vorschalt-Verfahren', z.B. der X^2-Test oder
   dem Kolmogorov-Smirnov-Test für die Normalitätsannahme, Bartlett-
   -Test oder F_{max}-Test für die Varianzhomogenitätsannahme. Wissenschaftler, die es ernst meinen mit der Voraussetzungüberprüfung,
   versuchen hierbei den ß-Fehler gering zu halten, indem sie das nominale Alpha-Niveau erhöhen, z.B. auf o,25. Ist die Abweichung von
   der Normalverteilung bzw. von der Varianzhomogenität auch auf diesem Niveau nicht signifikant, entscheiden sie sich für den F-Test,
   ansonsten für ein anderes Verfahren, z.B. für den H-Test.

Beide Vorgehensweisen scheinen dem Verfasser dieser Arbeit nicht ange-
messen. Vorgehensweise 1) ist deshalb abzulehnen, weil

a) die Grundannahme, der F-Test sei ein robustes Verfahren, zwar für
   den Praktiker eine gewisse Bedeutung hat, theoretisch aber sowohl
   auf der Grundlage dieser Arbeit als auch nach anderweitigen neuesten Erkenntnissen der Robustheitsforschung (Huber 1977) nicht mehr
   aufrechterhalten werden kann;

b) das Zulassen von Alpha-Fehlern (= konservativen Fehlentscheidungen)
   eine nur ideologisch begründbare Voreingenommenheit zugunsten der
   H_o beinhaltet[1];

---

1 ((siehe Fußnote 1 auf der nächsten Seite))

c) es relativ viele Fälle gibt, in denen z.B. der H-Test eine höhere

    Alpha-Treue und Effizienz hat.

Vorgehensweise 2) ist aus· zwei Gründen abzulehnen:

a) 'Vorschalt-Verfahren' sind im Kleinstichprobenbereich entweder in-

    effizient oder gänzlich unbrauchbar (Bradley 1968), obwohl gerade

    in diesem Bereich die Bedeutung von Voraussetzungsverletzungen be-

    sonders groß sein könnte, weil sie besonders schwer vorhersagbar ist.

b) 'Vorschalt-Verfahren' sind recht zeitaufwendig und zwar selbst un-

    ter Berücksichtigung von Möglichkeiten der elektronischen Datenver-

    arbeitung. So sind im Programmpaket SPSS (Nie et al. 1975) Verfahren

    zur Überprüfung der Normalverteilungs-Voraussetzung weder im Rahmen

    des Programms ONEWAY noch im Rahmen des Programms ANOVA abrufbar.

    Das jeweils brauchbare Verfahren - sofern überhaupt eines tauglich

    ist - muß jeweils gesondert programmiert werden.

Wir schlagen deshalb vor, einen Katalog zu erarbeiten, in dem letztlich
sämtliche Stärken und Schwächen der zur Verfügung stehenden Verfahren
aufgelistet sind, und daraus ein Punkteschema zu entwickeln, in dem für
jeden Test diejenigen Stichproben- und Populationscharakteristika auf-
geführt sind, unter denen der jeweilige Test seine relativen Stärken
hat.

Ein solcher Katalog könnte für F- und H-Test nach den Erkenntnissen,
die bisher - aus der Literatur und aus dieser Arbeit - vorliegen, wie
folgt aussehen:

Die relativen Stärken des F-Tests liegen bei:

F I   Stichproben, die kleiner $n_j < 30$

       sind als 30 pro Treat-

       mentstufe

---

1 ((von der vorigen Seite))

   Es erscheint dem Verfasser nicht zulässig, ohne Kenntnis von Inhal-
ten davon auszugehen, daß eine konservative Fehlentscheidung immer
oder zumindest sehr häufig die weniger gravierende Fehlentscheidung
ist. Die Entscheidung, welche Art von Fehlentscheidung die weniger
gravierende ist, kann immer nur auf der Basis einer klar umrissenen
inhaltlichen Thematisierung erfolgen. Vorgehensweise 1) geht aber
pauschal davon aus, daß konservative Fehlentscheidungen 'nicht so
schlimm' sind. Der Verfasser dieser Arbeit geht hingegen davon aus,
daß es Ziel des Entscheidungsprozesses (für ein bestimmtes statistisches Verfahren) sein muß, ein Verfahren zu finden, daß - im Ideal-
fall - keine, weder konservative noch progressive - Fehlentscheidungen trifft.

F II Untersuchungen, bei denen $k \geq 4$

das Treatment vielfach,

mindestens aber vierfach

gestuft ist

F III Stichproben, bei denen $s_{\bar{A}} > 5$

die Streuung der Mittel-

werte besonders hoch ist

F IV Stichproben ungleichen $r_{n_j / \bar{A}_j} < -0{,}5$

Umfangs, bei denen die

Umfänge negativ mit den

Mittelwerten korrelieren

F V   Stichproben, bei denen $r_{\bar{A}_j / s_j} > +0{,}5$

die Streuungen positiv

mit den Mittelwerten

korrelieren

F VI Stichproben, die aus

sinus-verteilten Popula-

tionen kommen

F VII Untersuchungen, bei denen $\alpha \leq 0{,}01$

ein nominales Alpha-Niveau

von o,o1 oder kleiner an-

gebracht erscheint

Der H-Test hat seine relativen Stärken bei:

H I   Großuntersuchungen mit $n_j > 3oo$

Stichprobenumfängen von

mehr als 3oo pro Treatment

H II Stichproben, die bei drei $k = 3 \quad n_j = 5$

Treatmentstufen genau 5

Daten pro Stufe haben

H III Stichproben ungleichen $r_{n_j / s_j} < -0{,}5$

Umfangs, bei denen die

Umfänge negativ mit den

Streuungen korrelieren

H IV Stichproben aus Populatio- $|a_4 - a \sim|^{*1}$

nen, bei denen vermutet

---

1 Das 4. Potenzmoment (Exzeß) wird gewöhnlich mit a_4 bezeichnet (vgl.
Bortz 1979:61); * = signifikant.

werden kann, daß der Exzeß
deutlich von dem einer
Normalverteilung abweicht

H V   Stichproben, die aus
Poisson-verteilten Populationen kommen

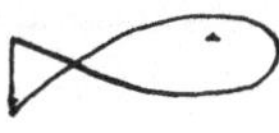

H VI Stichproben, die aus Populationen vom Typ

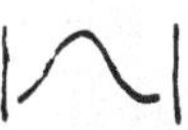

kommen

H VII (Vor-) Untersuchungen, bei
denen ein nominales Alpha-
Niveau von o,1o oder höher
angebracht erscheint

$\alpha \geq 0,10$

Wie aus diesem Katalog zu ersehen ist, hat der F-Test seine Stärken
besonders bei bestimmten Stichprobencharakteristika, während der H-
-Test seine relativen Stärken vorwiegend bei bestimmten Populationsmerkmalen hat.
Angesichts dieses Katalogs stellt sich nunmehr die Frage, wie man die
Informationen erhält, die 'abgefragt' werden.
Bei einigen Punkten ist die Entscheidung einfach, da sie durch einfa-
ches Zählen erreicht wird (F I, F II, H I, H II) oder durch Vorent-
scheidungen des Wissenschaftlers (F VII, H VII).
Bei F III, F IV, F V und H III scheint jedoch ein größerer rechneri-
scher Aufwand für die Entscheidung nötig. Dies war jedoch von vornher-
ein ausgeschlossen, da die Entscheidung über den richtigen - besten -
Test immer nach einfacher Augenscheinnahme, aber vor jeder schrift-
lichen Voranalyse geschehen sollte.
Zunächst sei hierzu verdeutlicht, daß wir unter Daten eine Datenmatrix
verstehen, wie sie etwa bei Bortz (1979:3oo) zu finden ist, eine Matrix
also, bei der Treatmentsummen, Treatmentmittelwerte, Gesamtsumme und
Gesamtmittelwert bereits berechnet sind.
Nach dieser Erläuterung können für alle Entscheidungen, die in dem
obigen Katalog gefordert werden, einfache Faustregeln (Kopfrechenre-
geln) gegeben werden.
Eine große Mittelwertsstreuung (F III) liegt dann vor, wenn die absolute Differenz zwischen dem Gesamtmittelwert $\bar{G}$ und dem größten oder
kleinsten Stichprobenmittelwert $\bar{A}_j$ doppelt so groß ist, wie der Gesamt-
mittelwert selbst (formalisiert: $\left| \bar{A}_{j_{min/max}} - \bar{G} \right| \geq 2\bar{G}$).

Beispiel:

Tabelle (4o)

	A_1	A_2	A_3	A_4
$G = 8o$	18	3	1	-2
	15	4	1	o
$\bar{G} = 4$	12	3	1	o
	8	5	2	-1
	7	o	o	3
$\sum_{i=1}^{n_j} x_{ij}$	6o	15	5	o
$\bar{A}_j$	12	3	1	o
$\left\| \bar{A}_{j_{max}} - \bar{G} \right\| = 8 \qquad 2 \cdot \bar{G} = 8$				

Bei ungleichgroßen Stichproben kann man davon ausgehen, daß eine erhebliche negative Korrelation (F IV) zwischen n_j und $\bar{A}_j$ besteht, wenn sich die Rangreihen von n_j und $\bar{A}_j$ über die k Treatmentstufen deutlich unterscheiden;

$$\text{(formalisiert: } \sum_{j=1}^{k} \left| R_{n_j} - R_{\bar{A}_j} \right| > k \text{).}$$

Beispiel:

Tabelle (41)

	A_1	A_2	A_3	A_4
$G = 47$	14	1	3	-1
	1o	1	4	-2
$\bar{G} = 2,35$		1	3	o
		2	5	o
		o	o	-1
			3	1
				3
$\sum_{i=1}^{n_j} x_{ij}$	24	5	18	o
$\bar{A}_j$	12	1	3	o
$\sum_{j=1}^{k} \left\| R_{n_j} - R_{\bar{A}_j} \right\| = 6 \qquad k = 4$				

Die Entscheidungen zu F V und H III sind angesichts des Kopfrechenge-
bots[1] etwas schwieriger zu treffen. Hier muß man sich auf Fälle beschränken, die den geforderten Stichprobencharakteristika augenfällig
entsprechen. Einen Anhaltspunkt kann man sich verschaffen, indem man
einen Blick auf den Werterange innerhalb der einzelnen Stichproben
wirft, da dieser hoch mit der Streuung korreliert.

Beispiel (für F V):

Tabelle (42)

	A_1	A_2	A_3	A_4
$G = 80$	1	1	5	2
	3	4	5	2
$\bar{G} = 4$	2	3	5	4
	1	3	8	6
	3	4	12	6
$\sum\limits_{i=1}^{n_j} x_{ij}$	10	15	35	20
$\bar{A}_j$	2	3	7	4

---

1 Würde man es mit dem Kopfrechengebot nicht ganz so ernst nehmen, was
  streng genommen jedoch das Anliegen des Verfassers ad absurdum führt,
  ergäben sich folgende Rechenregeln: $r_{s_j/\bar{A}_j}$ (F V) ist dann positiv,

  wenn sich die Rangreihe der Ranges innerhalb der einzelnen Stichproben nicht wesentlich von der Rangreihe der Stichprobenmittelwerte
  unterscheidet;

  (formalisiert: $\sum\limits_{j=1}^{k} \left| R_{(x_{ij_{max}} - x_{ij_{min}})} - R_{\bar{A}_j} \right| < k$).

  r_{n_j/s_j} (H III) ist dann negativ, wenn sich die Rangreihe der Ranges
  innerhalb der einzelnen Stichproben wesentlich von der Rangreihe
  der Stichprobenumfänge unterscheidet;

  (formalisiert: $\sum\limits_{j=1}^{k} \left| R_{(x_{ij_{max}} - x_{ij_{min}})} - R_{n_j} \right| > k$).

Beispiel (für H III):

Tabelle (43)

	A_1	A_2	A_3	A_4
G = 78	-4	1	6	3
	8	4	7	4
$\bar{G}$ = 4,875		4	8	4
			7	5
			7	
			8	
			6	
$\sum\limits_{i=1}^{n_j} x_{ij}$	4	9	49	16
$\bar{A}_j$	2	3	7	4

Bei der Entscheidung der Fragen F VI, H IV, H V und H VI geht es
um Populationscharakteristika. Hier können Daten, besonders im
Kleinstichprobenbereich unter Berücksichtigung des Kopfrechengebots-
nur sehr bedingt Auskunft geben. Theoretische Vorinformationen über
die Eigenschaften der abhängigen und der unabhängigen Variablen sind
hier die wichtigste Information.
Die in F VI angesprochene Sinus-Verteilung kommt vermutlich in der
Psychologie inhaltlich determiniert nicht vor. Annähernd sinus-ver-
teilte abhängige Variablen können jedoch dann vorliegen, wenn die
Meßwerte als Prozentwerte angegeben sind, oder sonst eine Maßeinheit
gebraucht wird, deren Werte nur zwischen +1 und -1 variieren, wie z.B.
Korrelationskoeffizienten (Lienert 1973:132).
Verteilungen, die steiler sind als die Normalverteilung (H IV), liegen in der Psychologie gelegentlich auch inhaltlich determiniert vor
(Srivastava 1959). Sie ergeben sich zudem durch Besonderheiten der
abhängigen Variablen, so z.B. wenn diese quadriert vorliegt, damit
nur positive Werte verrechnet zu werden brauchen.
Poisson-verteilte Populationen (H V) werden gelegentlich bei Unfall-
häufigkeiten angenommen (Drever/Fröhlich 1975:227), was jedoch recht
umstritten ist (Lienert 1973:32).

Eine Verteilung vom Typ [∿] ist eine stetige Verteilung etwa von
der Form [⋀], sie ist in der Psychologie möglicherweise da von
Bedeutung, wo die abhängige Variable als absolute Differenz zu einem
bestimmten Erwartungswert angegeben ist. Inhaltlich determiniert
dürften aber z.B. auch Gehaltszahlungen in größeren Betrieben in der
beschriebenen Art verteilt sein: relativ viele Betriebsangehörige in
Leichtlohngruppen, die Mehrheit im etwas höheren Durchschnittslohnbe-
reich und immer weniger in Richtung auf Spitzenlöhne bzw. -gehälter.

Neben Stichprobencharakteristika und Populationsmerkmalen, die entweder für den H- oder für den F-Test sprechen, gibt es aber auch Fälle,
in denen beide Tests ungeeignet sind:

1) Bei bestimmten Populationen, die weder normalverteilt noch varianzhomogen sind, da hier bei Gültigkeit der H_0 sowohl F- als auch H-
-Test stark progressive Fehlentscheidungen treffen; (formalisiert:
[⋏] - $\sigma_1 \neq \sigma_2 \neq ... \neq \sigma_n$).

2) Bei Stichproben aus verschiedenförmigen Verteilungen. In solchen
Fällen verliert der F-Test in erheblichem Maße an Teststärke, während der H-Test unter H_0 extrem positive Fehlentscheidungen trifft;
(formalisiert: $\varphi_1 \neq \varphi_2 \neq ... \neq \varphi_n$).

Zusammenfassend läßt sich der Katalog wie folgt darstellen:

Tabelle (44)

Entscheidung für den F-Test		Entscheidung für den H-Test		Entscheidung gegen beide Tests	
$n_j < 36$	☐	$n_j > 300$	☐	$\sigma_1 \neq \sigma_2 \neq ... \neq \sigma_n -\frown$	☐
$k \geq 4$	☐	$k = 3 \quad n_j = 5$	☐	$\varphi_1 \neq \varphi_2 \neq ... \neq \varphi_n$	☐
$\left|\bar{A}_{j_{min/max}} - \bar{G}\right| \geq 2\bar{G}$	☐	$\sum_{j=1}^{k} \left|R_{(x_{ij_{max}} - x_{ij_{min}})} - R_{n_j}\right| > k$	☐		
$\sum_{j=1}^{k} \left|R_{n_j} - R_{\bar{A}_j}\right| > k$	☐	$\left|\hat{a}_4 - a \frown\right|^*$	☐		
$\sum_{j=1}^{k} \left|R_{(x_{ij_{max}} - x_{ij_{min}})} - R_{\bar{A}_j}\right| < k$	☐	[⋈]	☐		
[∿]	☐	[⋀]	☐		
$\alpha \leq 0,01$	☐	$\alpha \geq 0,10$	☐		

Die Entscheidung für den vermutlich besten Test wird nun wie folgt gefällt:

a) Die Frage des Skalenniveaus wird anhand einer ausführlichen Analyse des Objektbereichs geklärt. Fällt die Entscheidung zugunsten eines nicht-metrischen Skalenniveaus, muß ein non-parametrisches Verfahren, hier also z.B. der H-Test, gewählt worden. Fällt die Entscheidung zugunsten eines metrischen Skalenniveaus, folgt

b) Alle Fragen des Kriterienkatalogs werden an das vorliegende Datenmaterial gestellt. Sofern eine positive Entscheidung möglich ist, wird in dem entsprechenden Kästchen ein Kreuz gemacht. Der Test mit der Mehrzahl der Kreuze ist der vermutlich beste Test.

Das Schema muß bei konsequenter Anwendung des vom Verfasser vorgeschlagenen Auswahlprinzips für statistische Prüfverfahren bei nächster Gelegenheit auf andere Test für Mehrstichproben-Mittelwertsvergleiche ausgedehnt werden. Solange keine weiteren Informationen über andere Verfahren vorliegen, muß man sich damit behelfen, daß man F- oder H--Test nur dann anwendet, wenn die dritte Spalte in Tabelle (44) kein Kreuz aufweist.

4.4.   Anwendung des Schemas zur Auswahl des besten Tests für Mehr-
         stichproben-Mittelwertsvergleiche (Tabelle (44))

Die Anwendung des Schemas in seiner gegenwärtigen Form wollen wir an
zwei Beispielen verdeutlichen. Wie bereits ausführlich dargelegt, ist
die Entscheidung für ein bestimmtes statistisches Verfahren niemals
eine Entscheidung, die nur aufgrund des erhobenen Zahlenmaterials gefällt wird, sondern es handelt sich immer zuerst um eine inhaltliche
Frage. Wir stellen deshalb die beiden Beispiele mit Absicht in einen
ausführlichen inhaltlichen Rahmen:

Beispiel I:
In einer Kampagne gegen das Großraumbüro vergibt die Gewerkschaft
Handel Banken Versicherungen einen Forschungsauftrag, in dem festgestellt werden soll, ob Raumgröße und Anzahl der Personen, die in einem
Büro arbeiten, Einfluß auf den Krankenstand der Betriebe haben.
Aus den Betrieben einer Tarifgemeinschaft , z.B. Versicherungsunter-
nehmen,werden drei Betriebe ausgewählt, und zwar ein Betrieb per Zufall aus der Population der Betriebe mit Großraumbüros, ein Betrieb per
Zufall aus der Population der Betriebe mit mehreren Büros, in denen jeweils
mehrere (bis zu 4) Kollegen arbeiten und ein Betrieb per Zufall aus
der Population der Betriebe mit Einzelbüros für alle Kollegen.
Bevor man mit der Hauptuntersuchung beginnt, ist man daran interessiert,
in einer Voruntersuchung festzustellen, ob die Betriebe sich hinsichtlich der Bezahlung ihrer Angestellten unterscheiden, da dies eine be-
deutsame Kovariate sein könnte. Da es sich um eine Voruntersuchung handelt, aufgrund derer keine endgültige Entscheidung getroffen wird, legt
man das Signifikanz-Niveau auf 1o% fest.
Die Hypothesen lauten: H_0 - Die Betriebe unterscheiden sich nicht hin-
                             sichtlich der Bezahlung ihrer Angestellten
                        H_1 - Die Betriebe unterscheiden sich hinsicht-
                             lich der Bezahlung ihrer Angestellten.
Aus den Karteien der drei Betriebe werden jeweils per Zufall 5 Ange-
stellte herausgesucht, von denen das Nettogehalt festgestellt wird.
Es ergeben sich folgende Werte: (in DM)

((Tabelle (45) folgt auf der nächsten Seite))

Tabelle (45)

	A_1	A_2	A_3
	Einzelbüros	4-Pers.-Büros	Großraumb.
G = 34185,03	7141,1o	1o3o,o2	924,1o
	1625,12	6385,17	841,18
$\bar{G}$ = 2279,oo	34o1,41	1o5o,91	3385,85
	164o,91	1685,o8	142o,35
	1686,19	1o45,49	922,18
$\sum_{i=1}^{n_j} x_{ij}$	15494,73	11196,67	7493,63
$\bar{A}_j$	3o98,95	2239,33	1498,73

Nach theoretischen Überlegungen und nach Augenscheinnahme der Daten
kann davon ausgegangen werden, daß die Gehaltszahlungen nicht-normalverteilt sind, sondern folgende Verteilung haben:

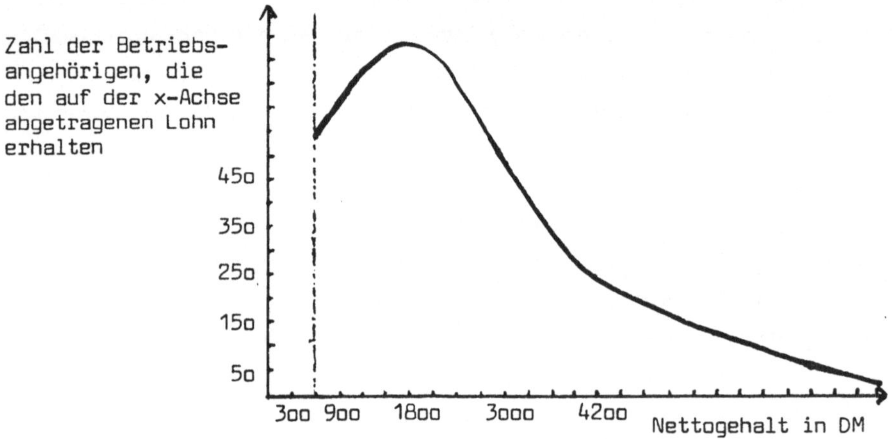

Abb. (11)
Empirische Verteilung von Lohn- und Gehaltszahlungen in Großbetrieben

Dies entspricht der in dieser Arbeit mit $|\frown|$ bezeichneten Vertei-
lung.
Nach der Datenerhebung und den skizzierten Vorüberlegungen wird zunächst die Frage des Skalenniveaus entschieden. Im vorliegenden Fall

ist zu entscheiden zwischen Intervall- und Verhältnisskalenniveau.
Nimmt man 'Geld' als abhängige Variable an, so kann Verhältnisskalenniveau angenommen werden. Verhältnisaussagen sind sinnvoll, eine absoluter Nullpunkt existiert. Nimmt man 'Gehaltszahlung' als AV, so sind
Verhältnisaussagen zwar ebenfalls sinnvoll, ein absoluter Nullpunkt
existiert jedoch nicht, niemand verdient für geleistete Arbeit o,oo DM.
Die Entscheidung, zwischen Intervall- und Verhältnisskalenniveau ist
für die Entscheidung H- oder F-Test unerheblich: Intervallskalenniveau
kann sicher angenommen werden, beide Tests sind vom Meßniveau her anwendbar.
Ist die Frage des Skalenniveaus entschieden, geht der Untersucher -
falls, wie in diesem Fall, mindestens intervallskalierte Daten vorliegen - in das Punkteschema und trifft für jede einzelne Frage eine Entscheidung:
Zunächst zur ersten Spalte (F-Test):

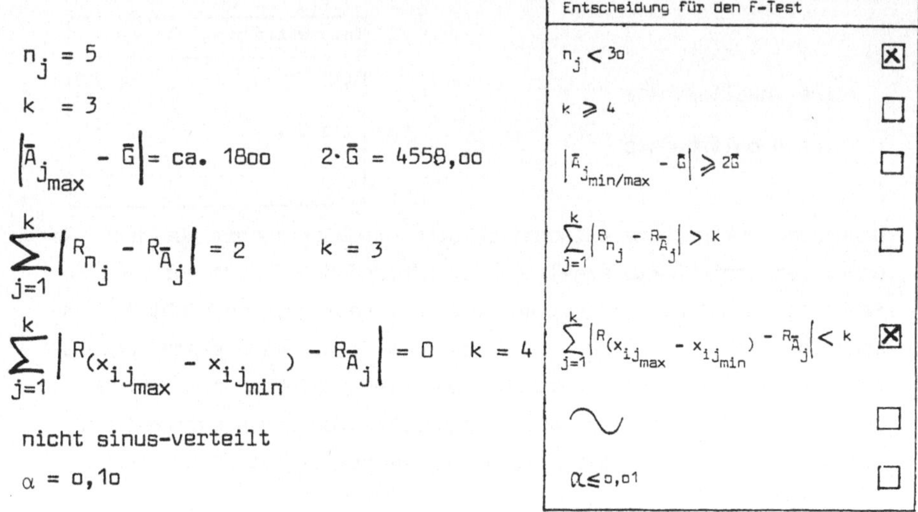

$n_j = 5$

$k\ = 3$

$\left| \bar{A}_{j_{max}} - \bar{G} \right| = \text{ca. } 1800 \qquad 2 \cdot \bar{G} = 4558,00$

$\displaystyle\sum_{j=1}^{k} \left| R_{n_j} - R_{\bar{A}_j} \right| = 2 \qquad k = 3$

$\displaystyle\sum_{j=1}^{k} \left| R_{(x_{ij_{max}} - x_{ij_{min}})} - R_{\bar{A}_j} \right| = 0 \qquad k = 4$

nicht sinus-verteilt

$\alpha = 0,10$

Dann zum H-Test:

((siehe nächste Seite))

$$n_j = 5$$

$$k = 3 \quad n_j = 5$$

$$\sum_{j=1}^{k} \left| R_{(x_{ij_{max}} - x_{ij_{min}})} - R_{n_j} \right| = 2 \quad k = 3$$

?????

nicht Poisson-verteilt

$$\alpha = 0,10$$

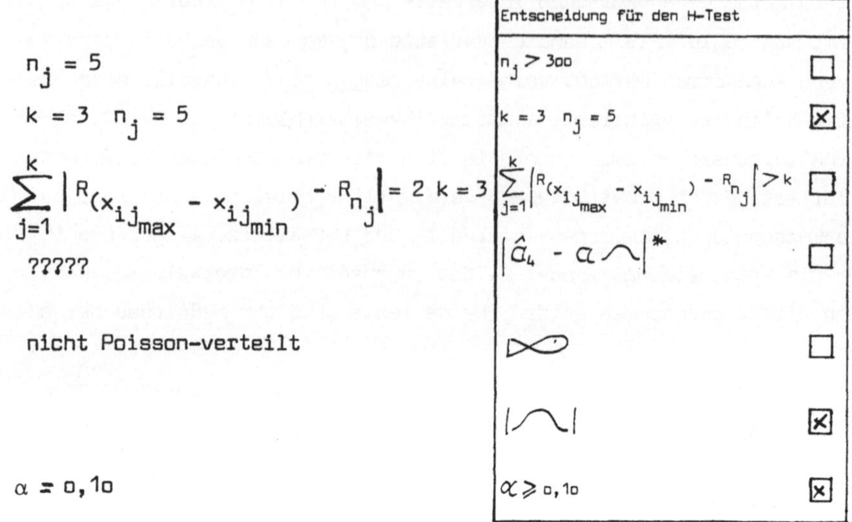

Zum Abschluß zu Spalte 3:

keine Anhaltspunkte

keine Anhaltspunkte

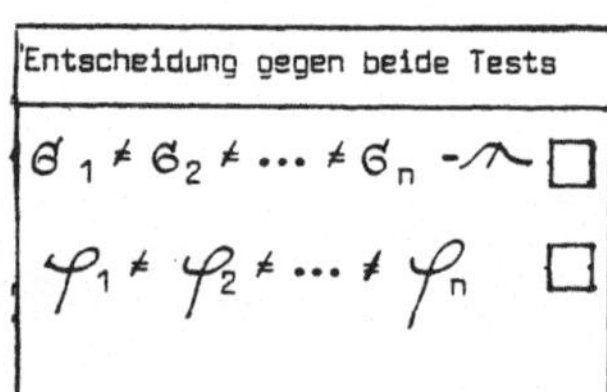

Nach dem Punkteschema entscheidet sich der Untersucher für den H-Test,
da dieser drei Punkte erhalten hat, während der F-Test nur zwei Punkte erhalten hat. Der F-Test kommt in der Untersuchung nicht zur Anwendung; wir wollen jedoch an dieser Stelle als eine erste Überprüfung der Validität des Punkteschemas beide Verfahren rechnen, um zu
sehen, zugunsten welcher Hypothese welches Verfahren entscheidet.
Für die parametrische Varianzanalyse (F-Test) ergibt sich folgender
Rechengang:
Wir berechnen zunächst die Ausdrücke des Kennziffernsystems nach
Bortz (1979:313):

Gleichung (7) $\qquad \dfrac{G^2}{k \cdot n}$ (1) $=$ 77 907 751,60

Gleichung (8) $\qquad \sum_{i=1}^{n} \sum_{j=1}^{k} x_{ij}^{2}$ (2) $=$ 133 515 364,00

Gleichung (9) $\qquad \left(\sum_{j=1}^{k} \bar{A}_j \right) : n_j$ (3) $=$ 84 321 333,50

Hieraus ergibt sich folgende Variationstabelle:

Tabelle (46)

Q.d.V.	QS	df	σ^2	F
Treat ((3) - (1))	6 413 581,9	2 (k - 1)	3 2o6 79o,95	o,782
Error ((2) - (3))	49 192 o3o,5	12 (N - k)	4 o99 335,88	
Total ((2) - (1))	55 6o5 612,4	14 (N - 1)		

Auf der Grundlage des F-Test kann die H_o nicht zurückgewiesen werden;
F = o,782 ist auf dem 1o%-Niveau nicht signifikant.

Für die non-parametrische Varianzanalyse (H-Test) ergibt sich folgender Rechengang:

Zuerst werden die Originaldaten in Rangdaten umgewandelt:

Tabelle (47)

	A_1 (R)	A_2 (R)	A_3 (R)
	15	4	3
	8	14	1
	13	6	12
	9	1o	7
	11	5	2
$\sum\limits_{i=1}^{n_j} R_{ij}$	56	39	25

Hieraus berechnen wir den H-Wert nach Gl. (4):

$$H = \frac{12}{15(15 + 1)} \left(\frac{56^2 + 39^2 + 25^2}{5} \right) + 3(15 + 1)$$

$$= 52,82 - 48$$

$$= 4,82$$

Dieser Wert ist nach den exakten Tabellen von Kruskal/Wallis (1952)
auf dem 1o%-Niveau signifikant ($H_{krit} = 4,56$).
Auf der Grundlage des H-Tests wird die H_o zurückgewiesen.
Wir stehen nunmehr vor der Frage, welcher Test zugunsten der wahren
Hypothese entschieden hat, oder, in den Worten von Leiser (1978a),

welche Entscheidung die plausiblere ist.

Eine Beantwortung der Frage wäre theoretisch auf zwei Wegen möglich:

a) die Population ist bekannt;

b) die Güte der zur Verfügung stehenden Tests ist <u>für alle theoretisch möglichen</u> Stichprobencharakteristika bekannt.

Beide Wege sind in der Forschungspraxis nicht möglich. Zu b) haben wir jedoch einige Informationen: aus der vorliegenden Monte-Carlo-Studie wissen wir, daß der F-Test bei Stichproben mit ähnlichen Charakteristika zu Fehlentscheidungen tendiert.

Wir nehmen deshalb an, daß auch in dem vorliegenden Fall der H-Test zugunsten der plausibleren Hypothese entscheidet.[1]

Beispiel II:

Der Einsatz von Psychopharmaka in Psychiatrischen Kliniken greift immer weiter um sich. Ein verantwortungsbewußtes Ärzte- und Psychologenteam möchte diese Flut eindämmen und plant deshalb eine Untersuchung der Auswirkung verschiedener Behandlungsmethoden auf das subjektive Befinden von Patienten, bei denen nach traditionellen Diagnoseverfahren 'leichte endogene Depressionen' festgestellt worden sind.

Nach einer ausführlichen Diskussion ethischer Fragen entscheidet sich das Team für eine Untersuchung, bei der jedem Patienten zumindest eine Behandlung zuteil wird; die Untersuchung einer Kontrollgruppe, die ohne Behandlung bleibt, wird abgelehnt.

Folgende vier Behandlungsarten werden angewendet:

A_1: Psychotherapeutische Behandlung ohne Medikamente

A_2: Psychotherapeutische Behandlung plus Psychopharmaka

A_3: Psychotherapeutische Behandlung plus Placebo

A_4: Nur Psychopharmaka, keine psychotherapeutische Behandlung

Die Hypothesen lauten: H_0 - Das subjektive Befinden der Patienten unterscheidet sich nicht nach Art der Behandlung

H_1 - Das subjektive Befinden unterscheidet sich nach Art der Behandlung

---

1 Der Verfasser ist sich darüber im klaren, daß dieser Schluß solange ein Zirkelschluß bleibt, solange das Punkteschema noch nicht ausreichend validiert ist. Da jedoch die Validierung nicht Aufgabe dieser Arbeit sein konnte, müssen wir uns hier mit diesem Schluß begnügen.

Da bereits einige sich widersprechende Ergebnisse in diesem Forschungs-
bereich vorliegen, wählen die Untersucher α = o,o1, um die Ergebnisse
auf hohem Niveau absichern zu können.

Die in die Sprechstunden kommenden Patienten werden per Zufall auf eine der 4 Behandlungsmethoden verteilt. Nach einer jeweils halbjährigen
ambulanten Behandlung wird ihnen eine Rating-Skala vorgelegt, auf der
sie Auskunft über das subjektive Befinden geben sollen.

Die Rating-Skala hat folgendes Aussehen:

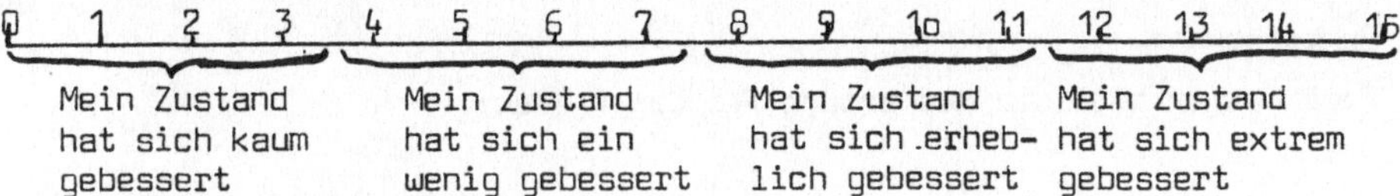

Die Ankreuzanleitung lautet:

Bitte kreuzen sie umsoweiter rechts an, je mehr sich Ihr Zustand gebessert hat, umsoweiter links, je weniger er sich gebessert hat; dies
gilt auch innerhalb der einzelnen Untergruppen.

Es ergibt sich folgende Datenmatrix:

Tabelle (48)

	A_1	A_2	A_3	A_4
G = 12o	8	4	11	1
	5	6	9	6
$\bar{G}$ = 6	4	8	13	3
	1	6	11	3
	6	6	6	3
$\sum_{i=1}^{n_j} x_{ij}$	24	3o	5o	16
$\bar{A}_j$	4,8	6	1o	3,2

Nach Augenscheinnahme der Datenmatrix kann vermutet werden, daß die
Daten zwar symmetrisch aber nicht normal verteilt sind. Die Tatsache,
daß jeweils drei Werte nahe dem Gruppenmittelwert liegen, läßt auf
eine Verteilung schließen, deren Exzeß sich deutlich von dem einer
Normalverteilung unterscheidet.

Um die Frage zu entscheiden, welches statistische Prüfverfahren das
angemessene ist, muß zunächst die Frage des Skalenniveaus geklärt

werden.

In dem hier skizzierten Fall ist zu entscheiden, ob die vorliegende Rating-Skala Ordinal- oder Intervallskalenniveau hat. Die gesamte Problematik dieses Entscheidungsprozesses soll an dieser Stelle nicht noch einmal diskutiert werden; wir verweisen auf Kapitel 1. und einschlägige Veröffentlichungen. Nehmen wir an, die Untersucher hätten sich - einer zweifelhaften Tradition folgend - für das Intervallskalenniveau entschieden.

Auf der Grundlage dieser Entscheidung gehen die Untersucher in das Punkteschema.

Zunächst erfolgt die Auswertung für den F-Test:

$$n_j = 5$$

$$k = 4$$

$$\left| \bar{A}_{j_{max}} - \bar{\bar{G}} \right| = 4 \qquad 2 \cdot \bar{\bar{G}} = 12$$

$$\sum_{j=1}^{k} \left| R_{n_j} - R_{\bar{A}_j} \right| = 4 \qquad k = 4$$

$$\sum_{j=1}^{k} \left| R_{(x_{ij_{max}} - x_{ij_{min}})} - R_{\bar{A}_j} \right| = 5 \quad k = 4$$

nicht sinus-verteilt

$$\alpha = 0{,}01$$

Entscheidung für den F-Test

$n_j < 30$	☒
$k \geqslant 4$	☒
$\left\| \bar{A}_{j_{min/max}} - \bar{\bar{G}} \right\| \geqslant 2\bar{\bar{G}}$	☐
$\sum_{j=1}^{k} \left\| R_{n_j} - R_{\bar{A}_j} \right\| > k$	☐
$\sum_{j=1}^{k} \left\| R_{(x_{ij_{max}} - x_{ij_{min}})} - R_{\bar{A}_j} \right\| < k$	☐
$\sim$	☐
$\alpha \leqslant 0{,}01$	☒

Danach erfolgt die Auswertung für den H-Test:

$$n_j = 5$$

$$k = 4 \quad n_j = 5$$

$$\sum_{j=1}^{k} \left| R_{(x_{ij_{max}} - x_{ij_{min}})} - R_{n_j} \right| = 4 \quad k = 4$$

Exzeß vermutlich signifikant von der Normalverteilung abweichend

nicht Poisson-verteilt

keine Verteilung vom Typ

$$\alpha = 0{,}01$$

Entscheidung für den H-Test

$n_j > 300$	☐
$k = 3 \quad n_j = 5$	☐
$\sum_{j=1}^{k} \left\| R_{(x_{ij_{max}} - x_{ij_{min}})} - R_{n_j} \right\| > k$	☐
$\left\| \hat{a}_4 - a \right\|^{*}$	☒
	☐
	☐
$\alpha \geqslant 0{,}10$	☐

Zum Schluß die Auswertung für Spalte 3:

<table>
<tr><td colspan="2">Entscheidung gegen beide Tests</td></tr>
<tr><td>keine Anhaltspunkte</td><td>$\sigma_1 \neq \sigma_2 \neq \ldots \neq \sigma_n$ ⬜</td></tr>
<tr><td>keine Anhaltspunkte</td><td>$\varphi_1 \neq \varphi_2 \neq \ldots \neq \varphi_n$ ⬜</td></tr>
</table>

Anhand des Punkteschemas entscheiden sich die Untersucher für den F -
-Test, der H-Test wird nicht angewendet. Wir machen an dieser Stelle
aber wiederum 'die Probe'.

Für den F-Test ergeben sich nach dem Kennziffersystem (s.o.) folgende
Werte: (1)   72o
          (2)   922
          (3)   846,4

Daraus ergibt sich folgende Variationstabelle:

Tabelle (49)

Q.d.V.	QS	df	σ^2	F
Treat ((3) - (1))	126,4	3 (k - 1)	42,133	8,92
Error ((2) - (3))	75,6	16 (N - k)	4,725	
Total ((2) - (1))	2o2,o	19 (N - 1)		

Auf der Grundlage des F-Tests kann die H_o auf dem 1%-Niveau verworfen
werden (F_{krit} = 5,29).

Für den H-Test ergibt sich folgender Rechengang:
Zunächst werden die Originaldaten in Rangdaten umgewandelt:

Tabelle (5o)

	$A_1{}_{(R)}$	$A_2{}_{(R)}$	$A_3{}_{(R)}$	$A_4{}_{(R)}$
	15,5	6,5	18,5	1,5
	8	11,5	17	11,5
	6,5	15,5	2o	4
	1,5	11,5	18,5	4
	11,5	11,5	11,5	4
$\sum_{i=1}^{n_j} R_{ij}$	43	56,5	85,5	25

Hieraus ergibt sich nach Gleichung (4) ein H-Wert von 11,15.
Da H_{krit} = 11,34 kann die H_o mit dem H-Test nicht zurückgewiesen[1] werden.

Wiederum erhebt sich die Frage, welcher Test die plausiblere Entscheidung getroffen hat.

Auf der Grundlage unseres Wissens über die Güte der beiden Tests bei
Stichproben, die der vorliegenden ähneln, nehmen wir an, daß der F-Test
die plausiblere Entscheidung gefällt hat.

Der Verfasser ist sich darüber im klaren, daß die zwei hier aufgeführten Beispiele keine Belege dafür sein können, daß das vorgeschlagene
Ankreuzschema richtige Entscheidungen trifft. Es sollte nur gezeigt
werden, wie mit dem Ankreuzschema gearbeitet werden kann; Objektivität, Reliabilität und Validität des Punkteschemas können nur an der
Praxis überprüft werden.

---

[1] Berechnet man H nach Gleichung (6) ergibt sich ein Wert von H_{corr} =
11,52. Auf der Basis von H_{corr} hätte also auch mit dem H-Test^{corr}
die H_o zurückgewiesen werden können. Dies ist jedoch nicht von grund-
sätzlicher Bedeutung, da der F-Test trotzdem eine Entscheidung mit
geringerer Alpha-Fehler-Wahrscheinlichkeit trifft - $\alpha_{F_{emp}}$ = ca. 0,005
$\alpha_{H_{emp}}$ = ca. 0,009.

4.5.   Einsatz des Punkteschemas zur Auswahl des besten Tests für

        Mehrstichproben-Mittelwertsvergleiche im Forschungsgang der

        empirischen Sozialwissenschaften

Um abschließend darzustellen, an welcher Stelle des Forschungsgangs
der empirischen Sozialwissenschaften das Punkteschema eingesetzt werden sollte, wollen wir das Flußdiagramm 'Phasen der empirischen Forschung (Bortz 1979:3)' für Mehrstichproben-Mittelwertsvergleiche (=
einfache einfaktorielle Untersuchungspläne) adaptieren.

Bei Bortz sieht das Schema wie folgt aus:

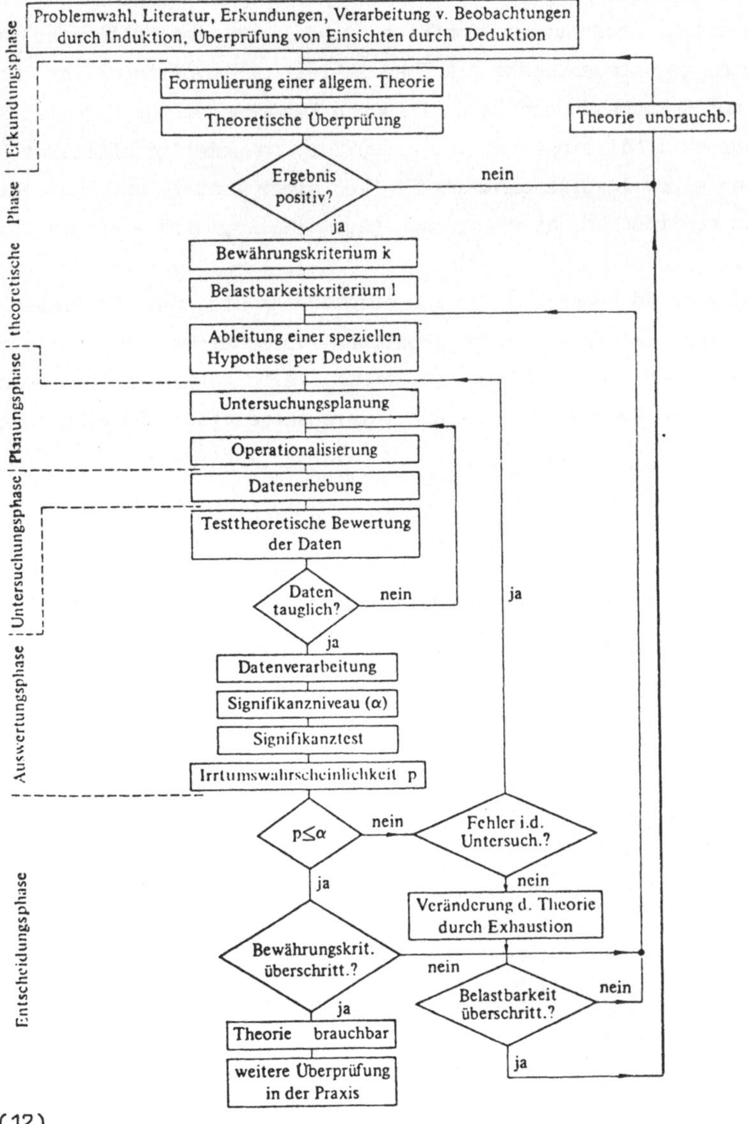

Abb. (12)

Phasen der empirischen Sozialforschung (Bortz 1979:3)

Bevor wir die adaptierte Form vorstellen, muß noch ein Punkt klarge-
stellt werden. In einem Flußdiagramm hat es formal den Anschein, als
stünde eine bestimmte Phase immer nur mit der vorigen und der nach-
folgenden in Verbindung. Dem ist jedoch nicht so. Eine Phase steht
in ständiger Wechselwirkung mit allen vorherigen Phasen. Insbesondere
steht jede Phase in Verbindung mit der formulierten oder implizit vorhandenen allgemeinen Theorie. Weiter ist anzumerken, daß es eine idea-
listische Vorstellung wäre, wenn man annehmen würde, positive und negative Entscheidungen, die im Prozeß empirischer Forschung gefällt
werden müssen, hätten die gleiche Wahrscheinlichkeit. Auch der Ent-
scheidungsprozeß innerhalb des empirischen Forschungsgangs ist theo-
riegeleitet. Jeder Wissenschaftler hat eo ipso eine Haltung zu einer
Theorie, je unbedeutender die Theorie ist, desto geringer ist ihr Einfluß auf Entscheidungen im empirischen Forschungsgang. Mathematisch
ausgedrückt: Mit sinkender individueller und gesellschaftlicher Bedeutung einer Theorie geht der Einfluß einer Theorie auf Entscheidungen im empirischen Forschungsgang gegen 'Null', wird aber nie 'gleich
Null'.
Nach dieser Vorbemerkung nun zum adaptierten Diagramm. In diesem Diagramm sind die ersten beiden 'Kästchen' verschränkt, um im Bild zu
verdeutlichen, daß auch die Problemwahl keine zufällige Entscheidung
ist, sondern ebenso theorie- und interessengeleitet wie alle anderen
Phasen.

((Abb. (13) folgt auf der nächsten Seite))

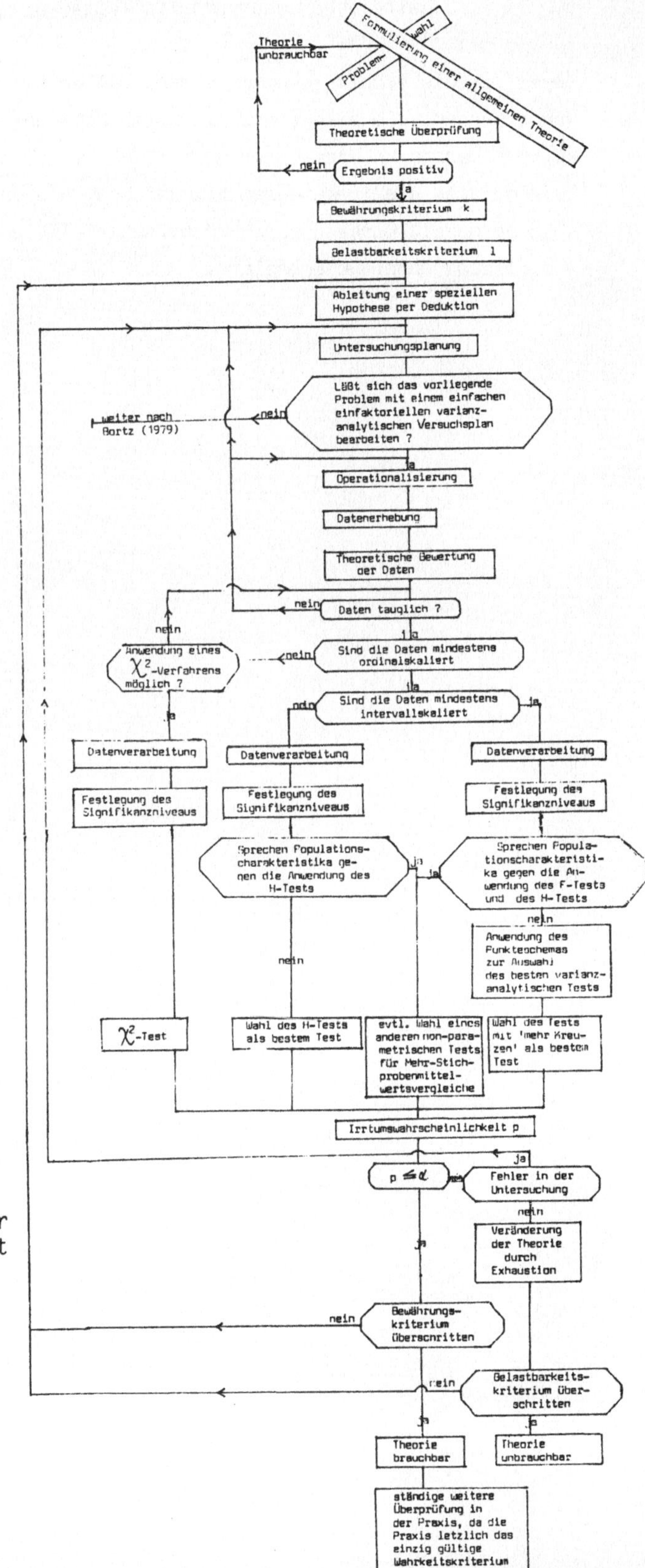

Abb. (13)
Phasen der empirischen
Sozialforschung (adaptierte
Fassung)[1]

1 Das Diagramm ist im besser
leserlichen Originalformat
DIN A4 beim Verfasser er-
hältlich; Adresse vgl.
S. 110.

5.   Weitere Forschungsmöglichkeiten

Bevor wir die Arbeit zusammenfassen, wollen wir uns noch einigen Fragen zuwenden, die bisher nur im Ansatz oder überhaupt noch nicht diskutiert werden konnten.
Es sind dies die 'besonderen Stichproben', die bereits in Kapitel 3.35.
kurz behandelt wurden, sowie höherfaktorielle und sonstige varianzanalytische Untersuchungspläne.

5.1.   'Besondere Stichproben'

Es gibt (s.o.) Stichproben, für die keine Abweichung von den theoretischen Modellannahmen nachgewiesen werden kann, bzw. die (bei Monte-
Carlo-Studien) sicher aus modellkonformen Populationen stammen, und
bei denen der schwächere non-parametrische Test die wahre (plausiblere) H_1 akzeptiert, während der stärkere parametrische Test die falsche (weniger plausible) H_0 beibehält.
Solche Stichproben gilt es genauer zu untersuchen; hierfür schlagen
wir folgendes Konzept vor:

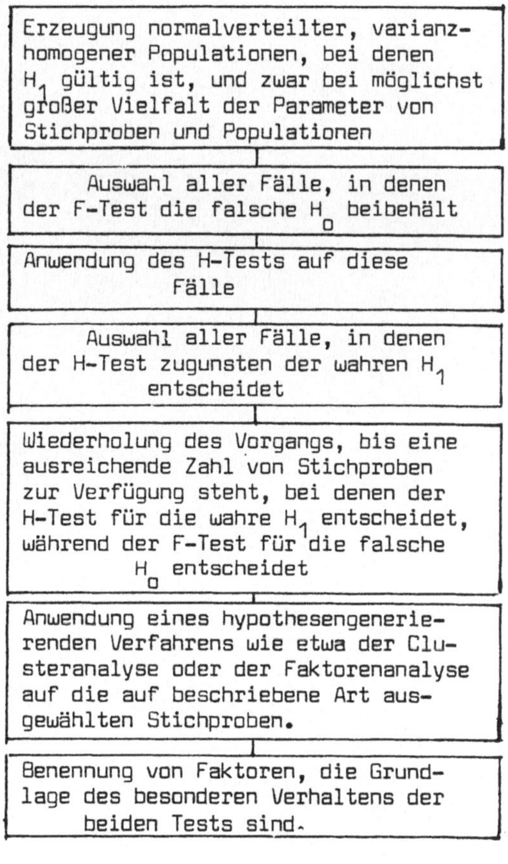

```
┌─────────────────────────────────────────┐
│ Erzeugung normalverteilter, varianz-     │
│ homogener Populationen, bei denen        │
│ H₁ gültig ist, und zwar bei möglichst    │
│ großer Vielfalt der Parameter von        │
│ Stichproben und Populationen             │
└─────────────────────────────────────────┘
┌─────────────────────────────────────────┐
│   Auswahl aller Fälle, in denen          │
│ der F-Test die falsche H₀ beibehält      │
└─────────────────────────────────────────┘
┌─────────────────────────────────────────┐
│ Anwendung des H-Tests auf diese          │
│                Fälle                     │
└─────────────────────────────────────────┘
┌─────────────────────────────────────────┐
│   Auswahl aller Fälle, in denen          │
│ der H-Test zugunsten der wahren H₁       │
│             entscheidet                  │
└─────────────────────────────────────────┘
┌─────────────────────────────────────────┐
│ Wiederholung des Vorgangs, bis eine      │
│ ausreichende Zahl von Stichproben        │
│ zur Verfügung steht, bei denen der       │
│ H-Test für die wahre H₁ entscheidet,     │
│ während der F-Test für die falsche       │
│             H₀ entscheidet               │
└─────────────────────────────────────────┘
┌─────────────────────────────────────────┐
│ Anwendung eines hypothesengenerie-       │
│ renden Verfahrens wie etwa der Clu-      │
│ steranalyse oder der Faktorenanalyse     │
│ auf die auf beschriebene Art aus-        │
│ gewählten Stichproben.                   │
└─────────────────────────────────────────┘
┌─────────────────────────────────────────┐
│ Benennung von Faktoren, die Grund-       │
│ lage des besonderen Verhaltens der       │
│          beiden Tests sind.              │
└─────────────────────────────────────────┘
```

Abb. (14)

Aufbau einer gezielten Untersuchung der Eigenschaften von
Stichproben, bei denen der H-Test die falsche H_0 ablehnt,
während der F-Test sie beibehält

Bei einer solchen Untersuchung muß man sich allerdings darüber im klaren sein, daß die Praxisrelevanz sehr gering ist, und zwar aus zwei
Gründen:

a) Nur sehr wenige Stichproben fallen in den Ablehnungsbereich des
   H-Tests ohne in den Ablehnungsbereich des F-Tests zu fallen;

b) Die Eigenschaften der Stichproben, die das besondere Verhalten der
   beiden Tests hervorrufen, dürften auf sehr komplexe Zusammenhänge
   zwischen Stichproben- und Populationsparametern zurückzuführen sein.
   Eine solche Komplexität aber schließt die Aufnahme in das oben vor-
   gestellte Entscheidungsschema aus.

5.2.   Höherfaktorielle und sonstige varianzanalytische Untersu-
           chungspläne

Diese Arbeit hat sich nur mit Verfahren für Mehrstichproben-Mittelwertsvergleiche, also einfachen einfaktoriellen varianzanalytischen Un-
tersuchungsplänen befaßt. Da der F-Test aber ein Verfahren ist, daß
im varianzanalytischen Bereich fast uneingeschränkt einsatzfähig ist,
stellt sich die Frage, inwieweit die Ergebnisse des Gütevergleichs
zwischen einfacher einfaktorieller parametrischer und non-parametrischer Varianzanalyse auch auf komplexe Untersuchungspläne zu verall-
gemeinern ist.

Sheirer/Hare/Schmitt (1978) gehen von einer allgemeinen Übertragbar-
keit der Ergebnisse von einfachen auf komplexe Untersuchungspläne aus.
Diese Annahme scheint uns jedoch nicht gerechtfertigt, zumal Sheirer/
Hare/Schmitt bei ihren Schlüssen sogar nur von Stichproben mit zwei
Treatmentstufen (k = 2) ausgehen. Wir wollen uns die unterschiedlichen
Untersuchungspläne etwas genauer anschauen.

Für einfaktorielle Meßwiederholungspläne steht als non-parametrisches
Verfahren der Friedman-Test (χ^2_r-Test)(Friedman 1937) zur Verfügung.
Der Friedman-Test ist mit dem Kruskal-Wallis-Test auch mathematisch-
-theoretisch sehr nah verwandt (Noether 1967), Die asymptotische relative Effizienz des χ^2_r-Tests im Vergleich zum F-Test unterscheidet
sich von der des H-Tests nur durch den Multiplikator $\frac{k}{k+1}$, sie be-
trägt also $\frac{3\,k}{\pi(k+1)}$. Nach der bisher bekannt gewordenen Forschung
besteht kein Grund zu der Annahme, daß die nahe Verwandschaft von H-
und χ^2_r-Test im Bereich finiter Stichproben nicht gilt. Deshalb postu-
lieren wir: Die Effizienz des Friedman-Tests ist bei $k \geq 3$ um höch-
stens 25% geringer als die des H-Tests - jeweils im Vergleich zum F-
-Test.

Für höhere varianzanalytische Untersuchungspläne schlägt Bradley (1968:
138) die wiederholte bzw. additive Anwendung des Friedman- oder Kruskal-Wallis-Tests vor. Marascuilo/McSweeney (1977) geben eine ausführliche Darstellung der Möglichkeiten von kombinierten Anwendungen von
H- und χ^2_r-Test.

Für unvollständige varianzanalytische Untersuchungspläne steht u.a.
der Durbin-Test (Durbin 1951) zur Verfügung; für Kovarianzanalysen hat
ein Verfahren von Quade Eingang in die Lehrbücher gefunden (Keith/Coo-
per 1974). Inwieweit das letztgenannte Verfahren tauglich ist, muß,
zumal es die F-Prüfverteilung auf Rangdaten anwendet, dahingestellt
bleiben.

Zur relativen Effizienz der non-parametrischen Verfahren für kompli-
ziertere varianzanalytische Untersuchungspläne gibt es bisher wenig
Erkenntnisse. Marascuilo/McSweeney vertreten die Auffassung, daß die
relative Effizienz der additiven bzw. kombinierten Verfahren nicht
von der der Ausgangsverfahren - H-Test und χ^2_r-Test - abweicht.
Zu einer ähnlichen Erkenntnis kommen auch Büning/Trenkler (1978). In
beiden Fällen beziehen sich die Autoren jedoch auf die asymptotische
relative Effizienz. Für den finiten Bereich tendiert der Verfasser
dieser Arbeit eher zu folgender Annahme:
Je komplizierter ein varianzanalytischer Versuchsplan, desto geringer
die relative Effizienz der derzeit existierenden non-parametrischen
Prüfverfahren.

Dieser Annahme liegt die Überlegung zugrunde, daß ein Verfahren,
das bei einfacher Anwendung unter parametrischen Bedingungen bereits
schwächer ist als ein anderes - H-Test vs. F-Test - bei wiederhol-
ter Anwendung nicht die gleiche Stärke behalten kann wie bei einfacher
Anwendung sofern das zu vergleichende Verfahren (F-Test) bei derselben
Fragestellung nur einmal durchgeführt zu werden braucht. Die Teststär-
ke-Differenz sollte sich zumindest addieren.
Mit dieser Überlegung befinden wir uns aber bereits weit im Bereich
der Spekulation; die Berechnung finiter relativer Effizienzen für kom-
pliziertere varianzanalytische Untersuchungspläne muß anderen Arbeiten
überlassen bleiben.

149

6.   Zusammenfassung

Die Arbeit wendet sich zunächst der Bedeutung des Messens in der Psychologie zu. Sie verdeutlicht, daß hinter verschiedenen Auffassungen
von der Bedeutung des Messens in der Psychologie unterschiedliche implizite Menschenbilder stehen.

Es folgt eine Diskussion der für die Psychologie wichtigen Kapitel der
Meßtheorie, eine Definition der Begriffe 'parametrisch', 'non-parametrisch' und 'Effizienz' sowie eine ausführliche Erörterung des opti-
malen Zeitpunkts der Auswahl eines statistischen Auswertungsverfahrens
im Forschungsgang der empirischen Sozialwissenschaften.

Im zweiten Kapitel steht dann die Varianzanalyse im Vordergrund. Die
Geschichte der parametrischen und non-parametrischen Varianzanalyse
wird nachgezeichnet, der Zusammenhang zwischen Philosophiegeschichte
und der Bedeutung statistischer Verfahren in der Psychologie deutlich
gemacht.

Das dritte Kapitel beinhaltet den (eigentlichen) Gütevergleich von
F- und H-Test auf der Grundlage einer Monte-Carlo-Studie, auf deren
Grundüberlegungen zuvor jedoch noch ausführlich eingegangen wird. Im
Mittelpunkt steht dann zunächst die Güte beider Verfahren unter vollständig parametrischen Bedingungen. Es wird herausgearbeitet, daß der
H-Test unter allen untersuchten Stichprobencharakteristika unter H_1
der schwächere und unter H_0 der konservativere Test ist. Interessan-
testes Detailergebnis ist hierbei, daß die Güte des H-Tests in stär-
kerem Maße von der Zahl der Treatmentstufen und von der Zahl der Versuchspersonen unter jedem Treatment abhängig ist, als von der Gesamtzahl aller Versuchspersonen. Bei verletzten parametrischen wie non-
parametrischen Voraussetzungen, deren Auswirkungen im zweiten Teil
von Kapitel 3 untersucht werden, bestätigt sich die Erwartung, daß sowohl F- als auch H-Test an Stärke verlieren, daß der H-Test hierunter
jedoch im allgemeinen weniger leidet und so an relativer Effizienz ge-
winnt. In zwei Fällen wird aber auch belegt, daß es Merkmalskonstella-
tionen gibt, bei denen weder H- noch F-Test brauchbare Auswertungsverfahren sind, und zwar wenn alle parametrischen oder alle parametrischen und non-parametrischen Voraussetzungen gleichzeitig verletzt
sind.

In Kapitel 4 wendet sich die Arbeit ihrem eigentlichen Ziel zu, der
Formulierung eines Testwahlschemas für Mehrstichproben-Mittelwertsvergleiche. Sie wendet sich hiermit gezielt an den Praktiker. Die einzelnen Kriterien des Testwahlschemas, das auf der Grundlage der Er-

gebnisse der Monte-Carlo-Studie erstellt wurde, werden ausführlich diskutiert. Danach wird die Anwendung des Testwahlschemas in den Forschungsgang der empirischen Sozialwissenschaften eingeordnet. Hierzu
wird eine Adaption eines Flußdiagramms 'Phasen der empirischen Forschung (Bortz 1979)' vorgestellt.
Mit dem Ausblick auf einige weitere Forschungsmöglichkeiten schließt
die Arbeit ab:
Trotz mancher Einschränkung stellen die Ergebnisse eine Aufwertung der
Bedeutung des H-Tests für die psychologische Forschung im Sinne einer
gegenstandsadäquaten Methodik dar.

7.   Bibliographie

Andrews, Fred C. (1954)   "Asymptotic behavior of some rank
                                 tests for analysis of variance",
                                 The Annals of Mathematical Statistics,
                                 25, 724-736

/anon./(1977)   "Rechtsprechung: Entscheidungen –
                                 Bundesverfassungsgericht", Neue
                                 Juristische Wochenschrift, 1977, 569-
                                 574

Baker, G.A. (1946)   "Distribution of the ratio of sample
                                 range to sample standard deviation
                                 for normal and combinations of normal
                                 distributions", Annals of Mathemati-
                                 cal Statistics, 17, 366-369

Barcikowski, Robert S. (1973)   "Optimum sample size and number of
                                 levels in a one-way random effects
                                 analysis of variance", The Journal of
                                 Experimental Education, 41/4, 1o-16

Bartlett, M.S. (1965)   "R.A. Fisher and the last fifty years
                                 of statistical methodology", Journal
                                 of the American Statistical Associa-
                                 tion, 6o, 395-4o9

Benton, Helen H. (Publ.)(1974)   The New Encyclopaedia Britannica
                                 Chicago,Lodon,Toronto,Sydney,Genf,
                                 Tokyo,Manila,Seoul,Johannesburg

Berhardson, Clemens S. (1975)   "Type I error rates when multiple com-
                                 parison procedures follow a signifi-
                                 cant F-test of ANOVA", Biometrics,
                                 31, 229-232

Bills, Arthur G. (1934)   General Experimental Psychology, New
                                 York, London, Toronto

Boardman, Thomas J.   "Graphical Monte Carlo Type I error
Moffitt, Donald R. (1971)   rates for multiple comparison proce-
                                 dures", Biometrics, 27, 738-744

Boehnke, Klaus (1975)   Probleme und Tendenzen der Standardi-
                                 sierung des Amerikanischen Englisch,
                                 unv. Staatsexamensarbeit, Berlin

Boehnke, Klaus (1979)   "Leistungsbeurteilung durch Laien in
                                 psychologischer Sicht", Sport im BSC,
                                 84, 3-4

Bortz, Jürgen (1973)   Skript zur Vorlesung 'Varianzanalyse',
                                 Technische Universität Berlin, Berlin

Bortz, Jürgen (1977[1])(1979[1a]) Lehrbuch der Statistik, Berlin, Hei-
                                 delberg, New York

Box, G.E.P. (1954a)   "Non-normality and tests on variances",
                                 Biometrika, 4o, 318-335

Box, G.E.P. (1954b)   "Some theorems on quadratic forms ap-
                                 plied in study of analysis of varian-
                                 ce problems: I – Effect of inequality
                                 of variance in the one-way classifica-
                                 tion", Annals of Mathematical Statis-
                                 tics, 25, 29o-3o2

Box, G.E.P. (1954c)   "Some theorems on quadratic forms applied in the study of analysis of variance problems: II - Effects of inequality of variance and the correlation between errors in the two-way classification", Annals of Mathematical Statistics, 25, 484-498

Bradley, James V. (1968')   Studies in Research Methodology A,B,C, Published as a Dissertation Abstract International Monograph (28/4815B), Ann Arbor

Bradley, James V. (1968)   Distribution-free Statistical Tests, Englewood Cliffs, N.J.

Bradley, James V. (1976)   Probability, Decision, Statistics Englewood Cliffs, N.J.

Bradley, Ralph A. (1952)   "The distridution of the t and F statistics for a class of non-normal distributions", Virginia Journal of Science, 3, 1-32

Bradley, Ralph A. (1954)   "Some notes on the theory and application of rank order statistics - Part I", Industrial Quality Control, 11/5, 12-16

Bradley, Ralph A. (1955)   "Some notes on the theory and application of rank order statistics - Part II", Industrial Quality Control, 11/6, 5-9

Bradley, Ralph A. Pendergrass, R.N. (1960)   "Ranking in Triple Comparison", Bulletin de l'Institute International de Statistique, 37/3, 229-241

Brockhaus, F.A. (Publ.)(1966-1974)   Brockhaus Enzyklopädie, Wiesbaden

Brown, R.A. (1974)   "Robustness of the studentized range statistic", Biometrika, 61, 171-175

Büning, Herbert Trenkler, Götz (1978)   Nichtparametrische statistische Methoden, Berlin, New York

Carmer, S.G. Swanson, M.R. (1973)   "An evaluation of ten multiple comparison procedures by Monte Carlo methods", Journal of the American Statistical Association, 68, 66-74

Chow, B. Dickinson, P. Champagne, G. (1974)   "An approximation of the critical value of the Kruskal-Wallis H-test using a Monte-Carlo sampling technique", Journal of Quality Technology, 6, 95-97

Churchman, C. West Ratoosh, Philburn (Ed.) (1959)   Measurement: Definitions and Theories, New York, London

Cichetti, Domenic V. (1972)   "Extension of multiple-range tests to interaction tables in the analysis of variance: A rapid approximate solution", Psychological Bulletin, 77, 4o5-4o8

Clark, Robert C. (1977)   "A note on the power of statistical tests", Journal of Research in Mathematical Education, 8, 385-389

Clauß, G.
Ebner, H. (1967)(1971)   Grundlagen der Statistik für Psychologen, Pädagogen und Soziologen, Frankfurt a.M., Zürich

Cochran, W.G. (1947)   "Some consequences when the assumptions for the analysis of variance are not satisfied", Biometrics, 3, 22-38

Cohen, Jacob (197o)   "Approximate power determination for common one-sample and two-sample hypothesis tests", Educational and Psychological Measurement, 3o, 811-831

Cohen, Jacob (1977)   Statistical Power Analysis for the Behavioral Sciences, New York

Comte, A. (1843)   Cours de philosophie positive, Paris

Conover, W.J. (1971)   Practical Nonparametric Statistics, New York, London, Sydney, Toronto

Coombs, C.H. (1952)   A Theory of Psychological Scaling, Engineering Research Institute Bulletin No. 34, University of Michigan, Ann Arbor

Cox, D.R. (1954)   "The mean and coefficient of variation of range in small samples from non-normal populations", Biometrika, 41, 469-48o

Crouse, C.F. (1969)   "A multiple comparison of rank procedure for a one-way analysis of variance", South African Statistical Journal, 3, 35-48

David, H.A. (1954)   "The distribution of range in certain non-normal populations", Biometrika, 41, 463-468

David, H.A. (197o)   Order Statistics, New York, London, Sydney, Toronto

David, H.A.
Hartley, H.O.
Pearson, E.S. (1954)   "The distribution of the ratio in a single normal sample of range to standard deviation", Biometrika, 41, 482-493

David, H.A.
Lachenbruch, P.A.
Brandis, H.P. (1972)   "The power function of range and studentized range tests in normal samples", Biometrika, 59, 161-168

Diehl, Joerg M. (1977)   Varianzanalyse, Frankfurt a.M.

Donaldson, Theodore S. (1968)   "Robustness of the F-test to errors of both kinds and the correlation between the numerator and denominator in the F-ratio", Journal of the American Statistical Association, 63, 66o-676

Drever, James
Fröhlich, W.D. (1975[9])   dtv Wörterbuch zur Psychologie, München

Duncan, Acheson J. (1955)   "The use of ranges in comparing variabilities", Industrial Quality Control, 11/5, 18-22

Durbin, J. (1951)   "Incomplete blocks in ranking experiments", British Journal of Statistical Psychology, 4, 85-9o

Esenwein-Roth, Ingeborg (1965)   Statistik an deutschen Universitäten, Stuttgart, Berlin, Köln, Mainz

Einot, Israel
Gabriel, K.R. (1975)   "A study of the powers of several methods of multiple comparison", Journal of the American Statistical Association, 7o, 574-575

Eisenhart, Churchill (1947)   "The assumptions underlying the analysis of variance", Biometrics, 3, 1-21

Eyferth, Klaus (1976)   Geschichte und Systeme der Psychologie, Kommentierte Gliederung zur Vorlesung, Technische Universität Berlin, Berlin

Feder, Paul I. (1975)   "Studentized range graph paper - a graphical tool for the comparison of treatment means", Technometrics, 17, 181-188

Feir, Betty J.T. (1973)   The Anova F-test versus the Kruskal-Wallis-test: A Robustness Study, Ph.D., University of Oklahoma, Oklahoma City

Feir-Walsh, Betty J.T.
Toothaker, Larry E. (1974)   "An empirical comparison of the ANOVA F-test, normal scores test and Kruskal-Wallis-test under violation of assumptions", Educational and Psychological Measurement, 34, 789-799

Fieller, E.C. (1932)   "A numerical test of the adequacy of A.T. McKay's approximation", Journal of the Royal Statistical Society, 95, 699-7o2

Fisher, Ronald A. (1925)   Statistical Methods for Research Workers, Edinburgh, London

Fisher, Ronald A. (1925)   The Design of Experiments, Edinburgh, London

Fraser, D.A.S. (1964)   Nonparametric Methods in Statistics, New York, London

Friedman, Milton (1937)   "The use of ranks to avoid the assumption of normality implicit in the analysis of variance", Journal of the American Statistical Association, 32, 675-7o1

Friedman, Milton (194o)   "A comparison of alternative tests of significance for the problem of m rankings", Annals of Mathematical Statistics, 11, 86-92

Gabriel, K.R.
Lachenbruch, P.A. (1969)   "Non-parametric ANOVA in small samples: A Monte-Carlo study of the adequacy of the asymptotic approximation", Biometrics, 25, 593-596

Games, Paul A. (1971a)   "Multiple comparison of means", American Educational Research Journal, 8, 531ff.

Games, Paul A. (1971b) — "Inverse relation between the risks of type I and type II errors and suggestions for the unequal n case in multiple comparisons", Psychological Bulletin, 75, 97-1o2

Garrett, Henry E.
Zubin, Joseph (1943) — "The analysis of variance in psychological research", Psychological Bulletin, 4o, 233-267

Gellert, Walter
Küstner, Herbert
Hellwich, M.
Kästner, H. (Hrsg.) (1972) — Kleine Enzyklopädie Mathematik, Zürich, Frankfurt a.M.

Gellert, Walter
Küstner, Herbert
Neuber, Siegfried (Hrsg.)(1978) — Fachlexikon ABC Mathematik, Thun, Frankfurt a.M.

Gibson, James D.
Melsa, James L. (1975) — Introduction to Nonparametric Detection with Applications, New York, San Francisco, London

Gilbert, Richard O. (1971) — A Monte-Carlo Study of the Robustness and Power of the Analysis of Variance and Competing Rank Tests for Scheffé's Mixed Modell, Ph.D., University of Washington, Seattle

Gill, J.L. (1973) — "Current status of multiple comparison of means in designed experiments", Journal of Dairy Science, 56, 973-977

Gill, J.L. (1977) — "Multiple comparison of means when variance is not homogeneous", Journal of Dairy Science, 6o, 444-449

Gore, A.P. (1975) — "Some nonparametric tests and selection procedures for main effects in two-way layouts", Annals of the Institute of Statistical Mathematics, 27, 487-49o

Govindarajulu, Z.
Leslie, R.T. (1972) — Annoted Bibliography on Robustness of Statistical Procedures, Vital and Health Statistics, Series 2, no 51, Rockville, Md., Washington D.C.

Gulliksen, Harold
Messick, Samuel (196o) — Psychological Scaling: Theory and Applications, New York, London

Gutjahr, Walter (1972) — Die Messung psychischer Eigenschaften, Berlin

Hajek, Jaroslav (1969) — Nonparametric Statistics, San Francisco, Cambridge, London, Amsterdam

Hearnshaw, L.S. (1964) — A Short History of British Psychology 184o - 194o, London

Helmstadter, H.J. (1966) — Principles of Psychological Measurement, London

Henning, H.J. (1978a) — "Interaktion, Transformation und empirische Bedeutsamkeit (I)", Archiv für Psychologie, 13o, 12o-138

Henning, H.J. (1978b)   "Interaktion, Transformation und empirische Bedeutsamkeit (II)", Archiv für Psychologie, 13o, 236-264

Hodges, J.L.
Lehmann, E.L. (1956)   "The efficiency of some nonparametric competitors of the t-test", The Annals of Mathematical Statistics, 27, 324-335

Hogg, Robert V. (1976)   "A new dimension to nonparametric statistics", Communications in Statistics - Theory and Methods, A5, 1313-1325

Holzkamp, K. (1972)   Kritische Psychologie, Vorbereitende Arbeiten, Frankfurt a.M.

Holzkamp, K.
Braun, K.-H. (Hrsg.)(1977)   Bericht über den Internationalen Kongress Kritische Psychologie (=Studien zur Kritischen Psychologie), Köln

Horsnell, G. (1953)   "The effect of unequal group variances on the F-test for homogeneity of group means", Biometrika, 4o, 128-136

Hotelling, Harold (1951)   "The impact of R.A. Fisher on statistics", Journal of the American Statistical Association, 46, 35-46

Howell, John F. (1971)   The Effects of Variance Heterogeneity on Selected Multiple Comparison Procedures, Ph.D., Pennsylvania State University

Howell, John F.
Games, Paul A. (1973)   "The robustness of the analysis of variance and the Tukey WSD test under various patterns of heterogeneous variances", The Journal of Experimental Education, 41/4, 33-37

Huber, P.J. (1977)   Robust Statistical Procedures, Philadelphia

Hutt, S.J.
Hutt, Corinne (197o)   Direct Observation and Measurement of Behavior, Springfield, Ill.

Iglewicz, Boris (1967)   Some Properties of the Sample Coefficients of Variation, Ph.D., Virginia Polytechnic Institute

Iglewicz, Boris
Myers, Raymond H. (197o)   "Comparison of approximations to the sample coefficient of variation", Technometrics, 12, 166-169

Iglewicz, Boris
Myers, Raymond H.
Howe, Richard B. (1968)   "On percentage points of the sample coefficient of variation", Biometrika, 55, 58o-581

Illers, Wolfgang (1977)   Der Mann-Whitney-Wilcoxon-U-Test - Untersuchungen zur Robustheit gegen Streuungsungleichheit bestimmter nichtsymmetrischer Verteilungen mittels Simulation, unv. Dipl.-Arbeit z. Dipl.-Ing., Universität Karlsruhe, Karlsruhe

Iman, Ronald L.
Davenport, James L. (1976)   "New approximations to the exact distribution of the Kruskal-Wallis test statistic", Communications in Statistics - Theory and Methods, A5, 1335-1348

Iyanaga, Shôkichi
Kowada, Tukiyosi (1977)
Encyclopedic Dictionary of Mathematics, Cambridge,Mass.

Jackson, J. Edward (1965)
"Commsnts on paper by Kurtz, Link, Tukey, and Wallace", Technometrics, 7, 163-165

Kanno, Ryuzo (1974)
"A rank sum test in the analysis of variance", TRU Mathematics, 1o, 55-64

Kant, Immanuel (1786)
Metaphysische Anfangsgründe der Naturwissenschaften, Riga

Kastenbaum, M.A.
Hoel, D.G.
Bowman, K.D. (197o)
"Sample size requirements: One-way analysis of variance", Biometrika, 57, 421-43o

Keith, Virginia
Cooper, Martin (1974)
Nonparametric Design and Analysis, Ottawa

Kendall, M.G. (1963)
"Ronald Aylmer Fisher 189o -1962", Biometrika, 5o, 1-15

Kenyon, Gerald S. (1965)
"Multiple comparisons and the analysis of variance: An empirical illustration", AAHPER Research Quarterly, 36, 413-419

Keselman, Harvey J. (1971)
A Comparison of Scheffé's S-Method and Tukey's T-Method for Various Numbers of all Possible Contrasts under Violation of Assumptions, Ph.D., The University of Oklahoma, Oklahoma City

Keselman, Harvey J. (1976)
"A power investigation of the Tukey multiple comparison statistic", Educational and Psychological Measurement, 36, 97-1o4

Keselman, Harvey J.
Murray, Robert (1974)
"Tukey tests for pair-wise contrasts following the analysis of variance: Is there a type IV error?", Psychological Bulletin, 81, 6o8-6o9

Keselman, Harvey J.
Murray, Robert
Rogan, Joanne (1976)
"Effect of very unequal group sizes on Tukey's multiple comparison test", Educational and Psychological Measurement, 36, 264-27o

Keselman, Harvey J.
Rogan, Joanne (1977)
"An evaluation of some non-parametric and parametric tests for multiple comparisons", British Journal of Mathematical and Statistical Psychology, 3o, 125-133

Keselman, Harvey J.
Rogan, Joanne
Feir-Walsh, Betty J.T. (1977)
"An evaluation of some non-parametric and parametric tests for location equality", British Journal of Mathematical and Statistical Psychology, 3o, 213-221

Keselman, Harvey J.
Toothaker, Larry (1973)
"An empirical comparison of the Marascuilo and normal score nonparametric tests and the Scheffé and Tukey parametric tests for pairwise comparisons", Proceedings of the 81st Annual Psychological Association Convention, Montreal

Keselman, Harvey J.
Toothaker, Larry (1974)

"Comparison of Tukey's T-method and Scheffé's S-method for various numbers of all possible differences of average contrasts under violation of assumptions", Educational and Psychological Measurement, 34, 511-519

Keselman, Harvey J.
Toothaker, Larry
Shooter, M. (1975)

"An evaluation of two unequal n_k forms of the Tukey multiple comparison statistic", Journal of the American Statistical Association, 7o 584-587

Klaus, Georg
Buhr, Manfred (1972)

Philosophisches Wörterbuch, Berlin

Klotz, Jerome
Teng, James (1977)

"One-way layout for counts and the exact enumeration of the Kruskal-Wallis-H-distribution", Journal of the American Statistical Association, 72, 165-169

Kohr, Richard L.
Games, Paul A. (1974)

"Robustness of the analysis of variance, the Welch procedure and a Box procedure to homogeneous variances", Journal of Experimental Education, 43, 61-69

Kraft, Charles H.
van Eeden, Constance (1968)

A Nonparametric Introduction to Statistics, New York, London

Krause, B.
Metzler, P. (1978)

"Zur Anwendung der Inferenzstatistik in der psychologischen Forschung", Zeitschrift für Psychologie, 186, 244-267

Krug, Wilhelm T. (1832-1838)

Allgemeines Handwörterbuch der Philosophischen Wissenschaft, Leipzig

Kruskal, William H.
Wallis, W. Allen (1952)

"Use of ranks in one-criterion variance analysis", Journal of the American Statistical Association, 47, 583-621

Kurella, A. (1958)

Der Mensch als Schöpfer seiner selbst, Berlin

Kurtz, T.E.
Link, R.F.
Tukey, J.W.
Wallace, D.L. (1965)

"Short-cut multiple comparisons for balanced single and double classifications: Part 1, Results", Technometrics, 7, 95-161

Lehfeldt, Werner
Altmann, G. (unv.)

Quantitative Linguistik, Darmstadt

Lehmann, Erich L.
D'Abrera, H.J.M. (1975)

Nonparametrics - Statistical Methods Based on Ranks, San Francisco

Leiser, Eckart (1978a)

Widerspiegelungscharakter von Logik und Mathematik, Methodische Grundlagen der Kritischen Psychologie I, Frankfurt a.M., New York

Leiser, Eckart (1978b)

Einführung in die statistischen Methoden der Erkenntnisgewinnung, Köln

Lemke, Elmer
Wiersma, William (1976)

Principles of Psychological Measurement, Chicago

159

Levy, Kenneth J. (1978)   "An empirical comparison of the ANOVA F-test with alternatives which are more robust against heterogeneity of variance", Journal of Statistical Computation and Simulation, 8, 49-57

Lienert, Gustav A. (1962[1])(1973[2])   Verteilungsfreie Methoden der Biostatistik, Meisenheim am Glan

Lilliefors, H.W. (1967)   "On the Kolmogorov-Smirnov test for normality with mean and variance unknown", Journal of the American Statistical Association, 62, 399-4o2

Lipps, G.F. (1906)   Die psychischen Maßmethoden, Braunschweig

Lohrding, R.K. (1969)   "A new approach in experimental designs which test equality of both the population means and variances", Biometrics, 25, 796ff

Lohrding, R.K. (197o)   "A two-sample test of coefficients of variation and of means, assuming homogeneous coefficients of variation", Biometrics, 26, 6o4ff

Marascuilo, Leonard A.
McSweeney, Maryellen (1977)   Nonparametric and Distribution-Free Methods for the Social Sciences, Monterey, Cal.

Mărgăritescu, Eugen (1976)   "On the T-method of multiple comparison", Revue roumaine de mathematiques pures et appliques, 21, 1o63-1o69

Mărgăritescu, Eugen
Ursianu, Emiliane (1977)   "On the comparison of S and T methods in the analysis of variance", Revue roumaine de mathematiques pures et appliques, 22, 525-535

Marx, Karl
Engels, Friedrich (1962)   Werke, Band 2o, Berlin

McKay, A.T. (1932)   "Distribution of the coefficient of variation and the extended 't' distribution", Journal of the Royal Statistical Society, 95, 695-698

McNemar, Quinn (1948)   Psychological Statistics, New York

McSweeney, Maryellen (1978)   "Nonparametric statistics: use and nonuse", Perceptual and Motor Skills, 46, 1o23-1o32

Meyer, Joseph (Hrsg.)
Bibliographisches Institut (1897)   Meyers Konversationslexikon, Leizig, Wien

Meyer, Joseph
Bibliograhisches Institut
Lexikonverlag (Hrsg.)(1971-1979)   Meyers Enzyklopädisches Lexikon, Mannheim, Zürich, Wien

Mill, J.S. (1843)   System of Logic, Ratioscinative and Inductive, London

Miller, Elbert G. Jr. (1976)   Two-sample Hypothesis Test for the Coefficient of Variation, Ph.D. The University of Alabama

Moses, Lincoln (1952)   "Non-parametric statistics for psychological research", Psychological Bulletin, 49, 122-143

Müller, P.H. (Hrsg.) (1975)   Wahrscheinlichkeitsrechnung und mathematische Statistik, Lexikon der Stochastik, Berlin

Naas, Josef
Schmid, Hermann L. (1967^3)   Mathematisches Wörterbuch
Berlin, Stuttgart

Nie, Norman H. et al. (1975)   SPSS - Statistical Package for the Social Sciences, New York

Noether, G.E. (1967)   Elements of Nonparametric Statistics, New York

O'Neill, R.
Wetherill, G.B. (1971)   "The present state of multiple comparison methods", Journal of the Royal Statistical Society, B33, 218-25o

Orth, Bernhard (1974)   Einführung in die Theorie des Messens, Stuttgart, Berlin, Köln, Mainz

Pachares, J. (1959)   "Tables on the upper 1o% points of the studentized range", Biometrika, 46, 461-466

Payne, Don (1977)   "Biases of inexact hypothesis testing", etc., 34, 33o-338

Pearson, Egon S. (1932)   "Comparison of A.T. McKay's approximation with experimental sampling results", Journal of the Royal Statistical Society, 95, 7o3-7o4

Pearson, Egon S. (195o)   "Some notes on the use of range", Biometrika, 37, 88-92

Petrinovich, Lewis F.
Hardyck, Curtis D. (1969)   "Error rates for multiple comparison methods: Some evidence concerning the frequency of erroneous conclusions", Psychological Bulletin, 71, 43-54

Pitman, E.J.G. (1948)   Notes on non-parametric statistical inference, Columbia University

Prochorov, A.M. (Chefredakteur) (1972) =   Bol'šaja sovetskaja enziklopedija, Moskau
Прохоров, А.М. (Глав. Ред.) (1972)   Большая Советская Энциклопедия, Москва

Quetelet, L. Adolphe J. (1835)   Sur l'homme et le developement de ses facultés, Paris

Quetelet, L. Adolphe J. (1868)   Essai de physique sociale, Brüssel

Ramseyer, Gary C.
Tcheng, Tse-Kia (1973)   "The robustness of the studentized range statistic to violation of the normality and homogeneity of variance assumptions", American Educational Research Journal, 1o, 235-24o

Renn, H. (1975)   Nonparametrische Statistik - Statistik für Soziologen 4, Stuttgart

Rider, Paul R. (1929) — "On the distribution of ratio of mean and of standard deviation in small samples", Biometrika, 21, 124-141

Rogan, Joanne C.
Keselman, H.J. (1977) — "Is the ANOVA F-test robust to variance heterogeneity when sample sizes are equal?: An investigation via a coefficient of variation", American Educational Research Journal, 14, 493-498

Rouanet, H.
Lepine, D. (1974) — "Problemes de méthodologie statistique II: Étude d'un conflict robustesse--efficacité dans le problème de la comparaison de deux moyennes (groupes independants)", Mathematiques et Sciences Humaines, 47, 61-71

Roy, S.N.
Bhapkar, V.P. (1960) — "Some non-parametric analogs of 'normal' ANOVA, MANOVA and of studies in 'normal' association" in: Contributions to Probability and Statistics - Essays in Honor of Harold Hotelling, Stanford, Cal.

Roy, Melvin R. (1971) — An Investigation of the Robustness of the Simple Analysis of Variance F-Test, Ph.D., University of Colorado, Denver

Ryan, Thomas A. (1960) — "Significance tests for multiple comparisons of proportions, variances, and other statistics", Psychological Bulletin, 57, 318-328

Rubinštejn (Rubinstein), S.L. (1971) — Grundlagen der allgemeinen Psychologie, Berlin

Savage, I. Richard (1962) — Bibliography of Nonparametric Statistics, Cambridge, Mass.

Scheffé, Henry (1957[1]) — The Analysis of Variance, New York

Scheirer, C.J.
Hare, Nathan
Schmitt, John C. (1978) — "Effect of some violations of the normality assumption on the power of the Kruskal-Wallis-H-test and the ANOVA in the two sample equal n case", Catalog of Selected Documents in Psychology, 8, 2(abstract 1626)

Scheler, Max (1928) — Die Stellung des Menschen im Kosmos, München

Schmidt, Hans-Dieter (1977) — Allgemeine Entwicklungspsychologie, Berlin

Schubö, Werner
Strube, Gerhard (1977) — "Glossar mathematisch-statistischer Fachausdrücke" in: Die Psychologie des 2o. Jahrhunderts Band V: Binet und die Folgen, Zürich

Schultz, Frank (1945) — "Recent developments in the statistical analysis of ranked data adapted to educational research", Journal of Experimental Education, 13, 149-152

Sen, P.K. (1972) "A further note on the asymptotic efficiency of Friedman's chi-square-r-test", Metrika, 18, 234-237

Shannon, Claude E. (1949) The Mathematical Theory of Communication, Urbana,Ill.

Siegel,Sidney (1956^{orig})(1976^d) Nonparametric Statistics for the Behavioral Sciences, New York
deutsch: Nicht-parametrische statistische Methoden, Frankfurt a.M.

Silversten, A.B. (1974) "Relation between analysis of variance and its nonparametric analogs", Psychological Reports, 34, 331-333

Sixtl, Friedrich (1967) Meßmethoden der Psychologie, Weinheim

Smith, Melody A.K. (1976) A Monte-Carlo Development of Constant Power Functions of the Kruskal-Wallis H-Statistic for Sampling from Selected Distributions, Ed. D., Memphis State University

Smith, Robert A. (1969) An Empirical Analysis of the Effect of Unequal Sample Size on the Tukey Studentized Range Technique, Ph. D., University of Colorado

Sneddon, I.N. (Ed.)(1976) Encyclopaedic Dictionary of Mathematics for Engineers and Applied Scientists, Oxford, Toronto, New York, Sydney, Paris, Frankfurt a.M.

Spreckelmeyer, Richard L. (1970) The Effect of Unequal Sample Sizes and Variance Heterogeneity on some k-Sample Tests: An Empirical Comparison, Ph.D., University of Iowa

Sprott, D. (1978) "Robustness and non-parametric procedures are not the only or the safe alternative to normality", Canadian Journal of Psychology, 32, 180-185

Šreider, Ju.A. (1962) Metod statistiČeskich ispytanij (metod monte-karlo), Moskau
= Шрейдер, Ю. А. (1962) Метод статистических испытаний (метод монте-карло), Москва

Srisukho, D. (1970) Monte-Carlo Study of the Power of H-Test compared to F-Test, when Population Distributions are Different in Form, Ph.D., University of California, Berkeley

Srivastava, A.B.C. (1959) "Effect of non-normality on the power of the analysis of variance test", Biometrika, 46, 114-122

Stevens, S.S. (1939) "On the problem of scales for the measurement of psychological magnitudes", Journal of Unified Science, 9, 94-99

Strand, Kenneth H. (1973) — The Effect of Non-normality and Sample Sizes on Selected k-Sample Tests: An Empirical Study, Ph.D., University of Iowa

Strelka, Joseph
Hinderer, Walter (197o) — Moderne amerikanische Literaturtheorien, Frankfurt a.M.

Tamhane, Ajit C. (1977) — "Multiple comparisons in model I one-way ANOVA with unequal variances", Communications in Statistics - Theory and Methods, A6, 15-32

Tate, Merle W.
Clelland, Richard C. (1959^2) — Nonparametric and Short-Cut Statistics, Danville, Ill.

Teng, James Z. (1978) — Exact Distribution of the Kruskal-Wallis H Test and the Asymptotic Efficiency of the Wilcoxon Test with Ties, Ph. D., The University of Wisconsin, Madison

Tsai, W.S.
Duran, B.S.
Lewis,T.O. (1975) — "Small sample behavior of some multi--sample nonparametric tests of scale", Journal of the American Statistical Association, 7o, 791-796

Tukey, John W. (1948) — "Some elementary problems of importance to small sample practice", Human Biology, 2o, 2o5-214

Tukey, John W. (1949) — "Comparing individual means in analysis of variance", Biometrics, 5, 99-114

Ury, Hans (1967) — "In response to Noether's Letter, 'Needed - a new name'", The American Statistician, 21, 53

Ury, Hans
Wiggins, Alwin D. (1975) — "A comparison of three methods for multiple comparison", British Journal of Mathematical and Statistical Psychology, 28, 88-1o2

Volkamer, Meinhart (1978) — Messen und Zensieren im Sportunterricht Schriftenreihe zur Praxis der Leibeserziehung und des Sports, Band 134, Schorndorf

Waldo, D.R. (1976) — "An evaluation of multiple comparison procedures", Journal of Animal Science, 42, 539-544

Wallace, D. (1959) — "Simplified beta-approximations to the Kruskal-Wallis-H-test", Journal of the American Statistical Association, 54, 225-23o

Weber, Erna (1972) — Grundriß der biologischen Statistik, Stuttgart

Wellek, Albert (1959) — Der Rückfall in die Methodenkrise der Psychologie und ihre Überwindung, Göttingen

Wellek, Albert (1964)

"Die Wissenschaftsproblematik moderner anthropologischer Disziplinen (vor allem Psychologie)" in: Die Krise des Zeitalters der Wissenschaft, Frankfurt a.M.

Wellek, René
Warren, Austin (1949)

Theory of Literature, New York

Wiener, Norbert (1948)

Cybernetics; or Control and Communication in the Animal and the Machine, Paris

Wike, Edward L.
Church, James D. (1977)

"Analysis of variance methods for the design and analysis of Monte-Carlo statistical studies", Bulletin of the Psychonomic Society, 1o, 131-133

Woods, Donaldson G. (1972)

A Comparison of the Relative Power and Robustness of Mann-Whitney, Kruskal-Wallis, and Analysis of Variance Tests Employing Discrete Score Point Scales Common to Educational Research, Ph.D., Kansas State University

Yates, F. (1951)

"The influence of 'Statistical Methods for Research Workers' on the development of the science of statistics", Journal of the American Statistical Association, 46, 19-34

Youden, W.J. (1951)

"The Fisherian revolution in methods of experimentation", Journal of the American Statistical Association, 46 47-5o

Zielinski, Ryszard (1977)

"Robustness: A quantitative approach", Bulletin de l'Academie Polonaise des Sciences - Serie des Sciences Mathematiques, Astronomiques et Physiques, 25, 1281-1286

8.   Anhang

8.1.   Rechnerprogramm des Hauptteils der Monte-Carlo-Studie

          (= Gütevergleich unter vollständig parametrischen Bedingun-

          gen

```
          (jobkarte)

          ATTACH,SPSS.

          FTN.

          REDUCE.

          REWIND,TAPE1.

          SPSS,D=TAPE1.

          (end-of-section-karte)

                PROGRAM NUM (OUTPUT,TAPE1)

                DO 5 I = 1,2000

                XI = I

                WRITE (1) XI

          5     CONTINUE

                  STOP

                END

          (end-of-section-karte)

          VARIABLE LIST  N

          INPUT FORMAT   BINARY

          N OF CASES     (gesamtzahl der versuchspersonen)

          DO REPEAT      Z=Z1 TO Z100/
```

Unter H_0	IF	(SEQNUM LE (gesamtzahl der versuchsper-sonen)) Z=NORMAL (streuung s. tabelle (1)) +4
Unter H_1	IF	(SEQNUM LE (zahl der vpn unter treat-ment A_1)) Z=NORMAL (streuung s. tabel-le (1))+2
	IF	(SEQNUM GT (zahl der vpn unter treat-ment A_1) AND LE (summe der vpn unter treatment A_1 und A_2)) Z=NORMAL (streu-ung s. tabelle (1)+3
	IF	(SEQNUM GT (summe der vpn unter treat-ment A_1 und A_2) AND LE (summe der vpn unter treatment A_1, A_2 und A_3)) Z=NORMAL (streuung s. tabelle (1)) +7
Bei $k \geqslant 4$ außerdem	IF	(SEQNUM GT (summe aller vpn unter treat-ment A_1 bis A_3) AND LE (summe aller vpn unter treatment A_1 bis A_4)) Z=NORMAL (streuung s. tabelle (1)) +4
Bei $k = 5$ außerdem	IF	(SEQNUM GT (summe der vpn unter treat-ment A_1 bis A_4) AND LE (gesamtzahl al-ler vpn)) Z=NORMAL (streuung s. ta-belle (1)) +4

```
                  END REPEAT
Unter H₀ und      IF              (SEQNUM LE (zahl der vpn unter treat-
H₁                                ment A₁)) GR=1

                  IF              (SEQNUM GT (zahl der vpn unter treat-
                                  ment A₁) AND LE (summe der vpn unter
                                  treatment A₁ und A₂)) GR=2

                  IF              (SEQNUM GT (summe der vpn unter treat-
                                  ment A₁ und A₂) AND LE (summe der vpn
                                  unter treatment A₁ bis A₃)) GR=3

Bei k 4           IF              (SEQNUM GT (summe der vpn unter treat-
außerdem                          ment A₁ bis A₃) AND LE (summe der vpn
                                  unter treatment A₁ bis A₄)) GR=4

Bei k = 5         IF              (SEQNUM GT (summe der vpn unter treat-
außerdem                          ment A₁ bis A₄) AND LE (gesamtzahl aller
                                  vpn)) GR=5

                  READ INPUT DATA
                  ONEWAY          Z1 TO Z20 BY GR(1, (zahl der treatments))
                  ONEWAY          Z21 TO Z40 BY GR(1,(zahl der treatments))
                  ONEWAY          Z41 TO Z60 BY GR(1,(zahl der treatments))
                  ONEWAY          Z61 TO Z80 BY GR(1,(zahl der treatments))
                  ONEWAY          Z81 TO Z100 BY GR(1,(zahl der treatments))
                  NPAR TESTS      K-W=Z1 TO Z100 BY GR(1,(zahl der treat-
                                  ments))
                  STATISTICS      ALL
                  FINISH
                  (end-of-file-karte)
```

8.2. Glossar der in der Arbeit verwendeten mathematisch-statistischen Ausdrücke

Einige Ausdrücke mußten in mehrfacher Bedeutung benutzt werden, da sie in der Literatur unterschiedlich eingeführt sind und eine Übernahme unumgänglich war.

α_4	4. Potenzmoment (Exzeß) einer Verteilung
α, α_{nom}	Nominales Alpha-Niveau bzw. Fehler, die wahre H_o zu verwerfen
$\alpha_{F_{emp}}$	empirischer prozentualer Anteil der falschen Entscheidungen des F-Tests bei gültiger H_o; empirisches Alpha-Niveau
α_H, $\alpha_{H_{emp}}$	dto. für den H-Test
A_j	Treatmentsumme in der parametrischen Varianzanalyse (F-Test)
$\overline{A}_j$	Treatmentmittelwert in der parametrischen Varianzanalyse (F-Test)
are	asymptotische relative Effizienz nach Pitman (1948)
β	Fehler, die falsche H_o beizubehalten
β_{ij}	Gütefunktion einer Teststatistik
$(1 - \beta_F)$, $(1 - \beta_F)_{emp}$	empirischer prozentualer Anteil der richtigen Entscheidungen des F-Tests bei gültiger H_1; Teststärke
$(1 - \beta_H)$, $(1 - \beta_H)_{emp}$	dto. für den H-Test
χ^2	Prüfgröße eines χ^2-Tests
df_1	Treatmentfreiheitsgrade in der parametrischen Varianzanalyse (F-Test)
df_2	Fehler(Error-)freiheitsgrade in der parametrischen Varianzanalyse (F-Test)
E	Erwartungswert
$E_{asymp}(1 - \beta_H)$	Teststärke-Erwartungswert des H-Tests bei Annahme der Gültigkeit der asymptotischen relativen Effizienz auch im finiten Bereich
$E_{Cohen}(1 - \beta_F)$	Teststärke-Erwartungswert des F-Tests nach Cohen (1977)
f	'effect size' nach Cohen (1977)
F	Prüfgröße des F-Tests
G	Gesamtsumme in der parametrischen Varianzanalyse (F-Test)
$\overline{G}$	Gesamtmittelwert in der parametrischen Varianzanalyse (F-Test)

H	Prüfgröße der non-parametrischen Varianzanalyse (Kruskal-Wallis-Test)
H_{corr}	Prüfgröße des H-Tests mit Verbundrangkorrektur
H_o	Nullhypothese
H_1	Alternativhypothese
i	Laufindex der Werte x über alle Vpn unter einem Treatment von 1 bis n_j
j	Laufindex der Treatmentstufen von 1 bis k
k	Anzahl der Treatmentstufen in einer einfaktoriellen parametrischen Varianzanalyse
KRG	kombiniertes relatives Gütemaß
l	Laufindex der Anzahl der Werte in einer Gruppe verbundener Ränge in der Gleichung für H_{corr} von 1 bis r
$\lim_{i \to \infty}$	Grenzwert einer Funktion
$m_i (n_i)$	monotone Folge natürlicher Zahlen
Md_i	allgemeine Bezeichnung für Median
μ_i	allgemeine Bezeichnung für den Erwartungswert (= arithmetisches Mittel) einer Population
n, n_A, n_B, n_j	Umfang einer einzelnen Stichprobe
N	Gesamtstichprobenumfang $\sum_{j=1}^{k} n_j$
N_{MC}	Zahl der in der jeweiligen Monte-Carlo Studie gezogenen Stichprobe
Ω_0	Menge aller Populationen unter denen H_o gilt
φ	Populationsform; allgemeine Bezeichnung für eine Dichtefunktion
π	Zahl pi
q	Prüfgröße von Tukeys q-Test
QS_{error}	Fehlerquadratsumme in der parametrischen Varianzanalyse (F-Test)
QS_{treat}	Treatmentquadratsumme in der parametrischen Varianzanalyse (F-Test)
r	Gesamtzahl von Verbundranggruppen in der Gleichung für H_{corr}
r	Produkt-Moment-Korrelationskoeffizient

$$\frac{(1 - \beta_H)}{(1 - \beta_F)}, \quad \frac{(1 - \beta_H)_{emp}}{(1 - \beta_F)_{emp}}$$

relative Effizienz (empirische lokale relative Effizienz) des H-Tests im Vergleich zum F-Test

R_j

Rangsumme unter einem Treatment in der non-parametrischen Varianzanalyse (H-Test)

s_j

Stichprobenstreuung

$s_{\bar{A}}$

Stichprobenmittelwertsstreuung

σ

Populationsstreuung

σ_0^2

geschätzte Populationsvarianz

σ_m

Streuung der Populationsmittelwerte

$\sigma_\bullet$

durchschnittliche Populationsstreuung bei varianzheterogenen Populationen

t

Anzahl der Werte in einer Gruppe verbundener Ränge in der Gleichung für H_{corr}

t

Prüfgröße des t-Tests

T_{ij}

allgemeine Bezeichnung für eine Prüfstatistik

Θ_0

allgemeine Bezeichnung für (nicht vorhandene) Populationsunterschiede bei gültiger H_0

Θ_i

allgemeine Bezeichnung für Populationsunterschiede bei gültiger H_1

$\curvearrowright^2$

Verteilung der Quadrate normalverteilter, varianzhomogener Zufallszahlen

$\curvearrowright^5$

Verteilung der zur fünften Potenz erhobenen normalverteilten, varianzhomogenen Zufallszahlen

$\curvearrowright^{10}$

Verteilung der zur zehnten Potenz erhobenen normalverteilten, varianzhomogenen Zufallszahlen

Sinus-Verteilung

Rechteckverteilung (=stetige Gleichverteilung)

Verteilung der kumulierten Werte normalverteilter, varianzhomogener Zufallszahlen

Verteilung der Quadratwurzeln normalverteilter, varianzhomogener Zufallszahlen

Verteilung der Absolutwerte normalverteilter, varianzhomogener Zufallszahlen

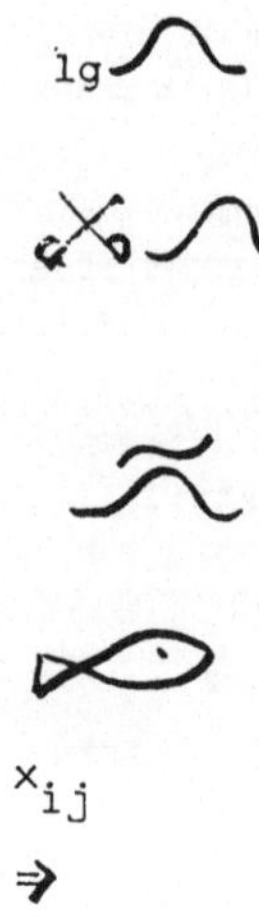

$\lg$	Verteilung der dekadischen Logarithmen normalverteilter, varianzhomogener Zufallszahlen
	Verteilung, die entsteht, wenn man normalverteilte, varianzhomogene Zufallszahlen jeweils nach der ganzen Zahl abschneidet
	Verteilung, die entsteht, wenn man normalverteilte, varianzhomogene Zufallszahlen jeweils zur nächstgelegenen ganzen Zahl hin mathematisch auf- oder abrundet
	Poisson-Verteilung
x_{ij}	einzelner Meßwert
$\Rightarrow$	geht gegen
∞	unendlich

8.3. Teststärke-Tabellen für den F-Test nach Cohen (1977)

n	F_c	.05	.10	.15	.20	.25	.30	.35	.40	.50	.60	.70	.80
2	9.552	05	05	06	06	07	07	08	08	10	12	15	18
3	5.143	05	05	06	07	08	09	10	12	17	22	29	37
4	4.256	05	06	06	08	09	11	14	17	24	33	44	54
5	3.885	05	06	07	09	11	14	17	22	32	44	56	69
6	3.682	05	06	07	10	13	16	21	26	39	53	67	79
7	3.555	05	06	08	11	14	19	25	31	46	62	76	87
8	3.467	05	06	08	12	16	22	28	36	53	69	83	92
9	3.403	05	07	09	13	18	24	32	40	59	75	88	95
10	3.354	05	07	10	14	20	27	35	45	64	81	91	97
11	3.316	05	07	10	15	21	30	39	49	69	85	94	98
12	3.285	06	07	11	16	23	32	42	53	74	88	96	99
13	3.260	06	08	11	17	25	35	46	57	77	91	97	99
14	3.238	06	08	12	18	27	38	49	61	81	93	98	*
15	3.220	06	08	13	20	29	40	52	64	84	95	99	
16	3.205	06	08	13	21	31	43	55	67	86	96	99	
17	3.191	06	09	14	22	33	45	58	70	89	97	99	
18	3.179	06	09	14	23	34	48	61	73	90	98	*	
19	3.168	06	09	15	24	36	50	64	76	92	99		
20	3.159	06	09	16	26	38	52	66	78	93	99		
21	3.150	06	09	16	27	40	54	69	80	95	99		
22	3.143	06	10	17	28	42	57	71	82	96	99		
23	3.136	06	10	18	29	43	59	73	84	96	*		
24	3.130	06	10	18	30	45	61	75	86	97			
25	3.124	06	10	19	32	47	63	77	87	98			
26	3.119	06	11	20	33	48	65	79	89	98			
27	3.114	06	11	20	34	50	66	80	90	98			
28	3.110	06	11	21	35	52	68	82	91	99			
29	3.105	06	12	22	36	53	70	83	92	99			
30	3.102	06	12	22	37	55	71	85	93	99			
31	3.098	07	12	23	39	56	73	86	94	99			
32	3.095	07	12	24	40	58	75	87	94	99			
33	3.091	07	13	24	41	59	76	88	95	*			
34	3.088	07	13	25	42	61	77	89	96				
35	3.086	07	13	26	43	62	79	90	96				
36	3.083	07	13	26	44	63	80	91	97				
37	3.081	07	14	27	45	65	81	92	97				
38	3.078	07	14	28	46	66	82	92	97				
39	3.076	07	14	28	47	67	83	93	98				
40	3.074	07	15	29	48	68	84	94	98				
42	3.070	07	15	30	51	71	86	95	98				
44	3.066	07	16	32	53	73	88	96	99				
46	3.063	07	16	33	55	75	89	96	99				
48	3.060	08	17	34	57	77	90	97	99				
50	3.058	08	18	36	58	79	92	98	99				
52	3.055	08	18	37	60	80	93	98	*				
54	3.053	08	19	38	62	82	94	98					
56	3.051	08	19	40	64	83	94	99					
58	3.049	08	20	41	65	85	95	99					
60	3.047	08	21	42	67	86	96	99					
64	3.044	08	22	45	70	88	97	99					
68	3.041	09	23	47	73	90	98	*					
72	3.039	09	24	49	75	92	98						
76	3.036	09	25	52	78	93	99						
80	3.034	09	27	54	80	94	99						
84	3.032	10	28	56	82	95	99						
88	3.031	10	29	58	84	96	99						
92	3.029	10	30	60	85	97	*						
96	3.028	10	31	62	87	97							
100	3.026	11	32	64	88	98							
120	3.021	12	38	73	94	99							
140	3.018	14	44	79	97	*							
160	3.015	15	49	85	98								
180	3.013	16	54	89	99								
200	3.011	18	59	92	*								
250	3.008	22	69	97									
300	3.006	25	78	99									
350	3.004	29	84	*									
400	3.003	33	89										
450	3.002	36	92										
500	3.002	40	95										
600	3.001	47	98										
700	3.000	53	99										
800	3.000	59	*										
900	2.999	65											
1000	2.999	70											

Tab. (51) Teststärke des F-Tests $(1 - \beta_F)$ bei $\alpha = 0{,}05$ und $k = 3$ (Cohen 1977: 313-314)

* Power values below this point are greater than .995.

n	F_c	.05	.10	.15	.20	.25	.30	.35	.40	.50	.60	.70	.80
2	6.591	05	05	06	06	07	07	08	09	11	13	17	20
3	4.066	05	05	06	07	08	09	11	13	18	25	33	42
4	3.490	05	06	07	08	10	12	15	18	27	38	50	62
5	3.239	05	06	07	09	12	15	19	24	36	50	64	76
6	3.098	05	06	08	10	13	18	23	29	44	60	75	86
7	3.009	05	06	08	11	15	21	27	35	52	69	83	92
8	2.947	05	07	09	12	17	24	31	40	59	77	89	96
9	2.901	05	07	09	14	19	27	36	46	66	82	93	98
10	2.867	05	07	10	15	21	30	40	51	71	87	96	99
11	2.839	06	07	11	16	24	33	44	55	76	91	97	99
12	2.817	06	08	11	17	26	36	48	60	81	93	98	*
13	2.798	06	08	12	19	28	39	52	64	84	95	99	
14	2.783	06	08	13	20	30	42	55	68	87	97	99	
15	2.770	06	08	13	21	32	45	59	71	90	98	*	
16	2.758	06	09	14	23	34	48	62	75	92	98		
17	2.748	06	09	15	24	37	51	65	78	94	99		
18	2.740	06	09	16	26	39	53	68	80	95	99		
19	2.732	06	09	16	27	41	56	71	83	96	99		
20	2.725	06	10	17	28	43	59	73	85	97	*		
21	2.719	06	10	18	30	45	61	76	87	98			
22	2.714	06	10	18	31	47	63	78	88	98			
23	2.709	06	10	19	32	49	66	80	90	99			
24	2.704	06	11	20	34	51	68	82	91	99			
25	2.700	06	11	21	35	53	70	84	93	99			
26	2.696	06	11	22	37	54	72	85	94	99			
27	2.692	07	12	22	38	56	74	87	94	99			
28	2.689	07	12	23	39	58	75	88	95	*			
29	2.686	07	12	24	41	60	77	89	96				
30	2.683	07	13	25	42	61	79	90	96				
31	2.680	07	13	25	43	63	80	91	97				
32	2.678	07	13	26	45	65	81	92	97				
33	2.675	07	14	27	46	66	83	93	98				
34	2.673	07	14	28	47	68	54	94	98				
35	2.671	07	14	29	48	69	85	94	98				
36	2.669	07	14	29	50	70	86	95	99				
37	2.668	07	15	30	51	72	87	96	99				
38	2.666	07	15	31	52	73	88	96	99				
39	2.664	07	15	32	53	74	89	97	99				
40	2.663	07	16	32	54	76	90	97					
42	2.660	07	16	34	57	78	91	98					
44	2.657	08	17	35	59	80	93	98					
46	2.655	08	18	37	61	82	94	99					
48	2.653	08	18	39	63	84	95	99					
50	2.651	08	19	40	65	85	96	99					
52	2.649	08	20	42	67	87	96	99					
54	2.648	08	20	43	69	88	97	99					
56	2.646	08	21	45	71	89	97	*					
58	2.645	08	22	46	72	90	98						
60	2.643	09	22	47	74	91	98						
64	2.641	09	24	50	77	93	99						
68	2.639	09	25	53	80	95	99						
72	2.637	09	27	56	82	96	99						
76	2.635	10	28	58	84	97	*						
80	2.633	10	29	61	86	97							
84	2.632	10	31	63	88	98							
88	2.631	10	32	65	90	98							
92	2.630	11	34	67	91	99							
96	2.629	11	35	69	92	99							
100	2.628	11	36	71	93	99							
120	2.624	13	43	80	97	*							
140	2.621	14	49	86	99								
160	2.619	16	55	91	99								
180	2.618	18	61	94	*								
200	2.616	19	66	96									
250	2.614	24	77	99									
300	2.612	28	84	*									
350	2.611	32	90										
400	2.611	37	93										
450	2.610	41	96										
500	2.609	45	98										
600	2.609	53	99										
700	2.608	60	*										
800	2.608	66											
900	2.607	72											
1000	2.607	77											

Tab.(52) Teststärke des F-Tests $(1 - \beta_F)$ bei $\alpha = 0{,}05$ und $k = 4$ (Cohen 1977: 315-316)

* Power values below this point are greater than .995.

n	F_c	.05	.10	.15	.20	.25	.30	.35	.40	.50	.60	.70	.80
2	5.192	05	05	06	07	08	08	09	10	13	15	19	24
3	3.478	05	05	06	07	09	10	12	14	20	28	38	48
4	3.056	05	06	07	08	10	13	16	20	30	42	56	69
5	2.866	05	06	07	09	12	16	21	26	40	55	70	83
6	2.759	05	06	08	10	14	19	25	32	49	66	81	91
7	2.690	05	06	09	12	16	22	30	39	58	76	88	96
8	2.642	05	07	09	13	19	26	35	45	65	83	93	98
9	2.606	05	07	10	14	21	29	40	51	72	88	96	99
10	2.579	06	07	10	16	23	33	44	56	78	92	98	*
11	2.558	06	08	11	17	26	37	49	61	82	94	99	
12	2.540	06	08	12	19	28	40	53	66	86	96	99	
13	2.525	06	08	13	20	31	43	57	70	89	98	*	
14	2.513	06	08	13	22	33	47	61	74	92	98		
15	2.503	06	09	14	23	36	50	65	78	94	99		
16	2.494	06	09	15	25	38	53	68	81	95	99		
17	2.486	06	09	16	26	40	56	71	83	96	*		
18	2.479	06	09	17	28	43	59	74	86	97			
19	2.473	06	10	17	30	45	62	77	88	98			
20	2.468	06	10	18	31	47	65	79	90	99			
21	2.463	06	10	19	33	50	67	82	91	99			
22	2.458	06	11	20	34	52	69	84	93	99			
23	2.454	06	11	21	36	54	72	85	94	99			
24	2.451	06	11	22	37	56	74	87	95	*			
25	2.447	06	12	23	39	58	76	89	96				
26	2.444	07	12	23	40	60	78	90	96				
27	2.441	07	12	24	42	62	80	91	97				
28	2.439	07	13	25	43	64	81	92	98				
29	2.436	07	13	26	45	66	83	93	98				
30	2.434	07	13	27	46	67	84	94	98				
31	2.432	07	14	28	48	69	86	95	99				
32	2.430	07	14	29	49	71	87	96	99				
33	2.428	07	14	30	51	72	88	96	99				
34	2.427	07	15	30	52	74	89	97	99				
35	2.425	07	15	31	54	75	90	97	99				
36	2.424	07	15	32	55	76	91	97	*				
37	2.422	07	16	33	56	78	92	98					
38	2.421	07	16	34	57	79	92	98					
39	2.419	07	16	35	59	80	93	98					
40	2.418	07	17	36	60	81	94	99					
42	2.416	08	18	37	62	83	95	99					
44	2.414	08	18	39	65	85	96	99					
46	2.412	08	19	41	67	87	97	99					
48	2.410	08	20	43	69	89	97	*					
50	2.409	08	21	44	71	90	98						
52	2.407	08	21	46	73	91	98						
54	2.406	08	22	48	75	92	99						
56	2.405	09	23	49	77	93	99						
58	2.404	09	24	51	78	94	99						
60	2.403	09	24	52	80	95	99						
64	2.401	09	26	55	83	96	*						
68	2.399	09	28	58	85	97							
72	2.397	10	29	61	87	98							
76	2.396	10	31	64	89	98							
80	2.395	10	32	66	91	99							
84	2.394	11	34	69	92	99							
88	2.393	11	35	71	94	99							
92	2.392	11	37	73	95	*							
96	2.391	11	39	75	96								
100	2.390	12	40	77	96								
120	2.387	13	47	85	99								
140	2.385	15	54	91	99								
160	2.383	17	61	94	*								
180	2.382	18	67	97									
200	2.381	20	72	98									
250	2.379	25	82	*									
300	2.378	29	89										
350	2.377	34	94										
400	2.376	39	96										
450	2.376	44	98										
500	2.376	49	99										
600	2.375	57	*										
700	2.374	65												
800	2.374	72												
900	2.374	78												
000	2.374	82												

Tab. (53) Teststärke des F-Tests $(1 - \beta_F)$ bei $\alpha = 0,05$ und $k = 5$ (Cohen 1977:317-318)

* Power values below this point are greater than .995.

Band 34: C. E. M. Dietrich, P. Walleitner, Warte-schlangen-Theorie und Gesundheitswesen. VIII, 96 Seiten. 1982.

Band 35: H.-J. Seelos, Prinzipien des Projektmanagements im Gesundheitswesen. V, 143 Seiten. 1982.

Band 36: C. O. Köhler, Ziele, Aufgaben, Realisation eines Krankenhausinformationssystems. II, (1-8), 216 Seiten. 1982.

Band 37: Bernd Page, Methoden der Modellbildung in der Gesundheitssystemforschung. X, 378 Seiten. 1982.

Band 38: Arztgeheimnis – Datenbanken – Datenschutz. Arbeitstagung, Bad Homburg, 1982. Herausgegeben von P. L. Reichertz und W. Kilian. VIII, 224 Seiten. 1982.

Band 39: Ausbildung in der Medizinischen Informatik. Proceedings, 1982. Herausgegeben von P. L. Reichertz und P. Koeppe. VIII, 248 Seiten. 1982.

Band 40: Methoden der Statistik und Informatik in Epidemiologie und Diagnostik. Proceedings, 1982. Herausgegeben von J. Berger und K. H. Höhne. XI, 451 Seiten. 1983.

Band 41: G. Henrich, Bildverarbeitung von Computer-Tomogrammen zur Unterstützung der neuroradiologischen Diagnostik. VIII, 203 Seiten. 1983.

Band 42: K. Boehnke, Der Einfuß verschiedener Stichprobencharakteristika auf die Effizienz der parametrischen und nichtparametrischen Varianzanalyse. II, 6, 173 Seiten. 1983.